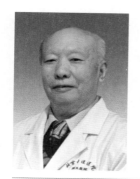

高才达

主任医师,中医世家,第五批、第六批全国老中医药专家学术经验继承工作指导老师,第三届首都国医名师,北京中医药薪火传承"3+3"工程高才达基层老中医传承工作室指导老师,并建有全国名老中医药专家高才达传承工作室。

高才达老中医曾任原北京市顺义区中医医院院长、名誉院长,北京中医药学会肾病委员会理事,从医50余年,学验俱丰,倡导临床工作一定要遵循"证出有辨,治出有法,方出有名,药出有理"的学术思想,主编《医悟阐微》《方药读验》两部著作,先后培养十名传承弟子。为北京中医医院顺义医院(原北京市顺义区中医医院)中医传承事业的发展做出了贡献。

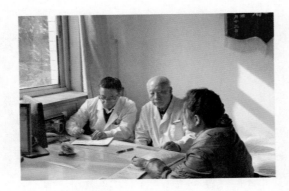

临证带教

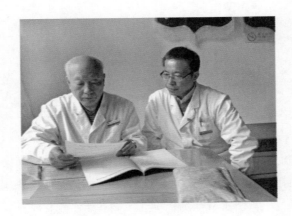

释疑解惑

序

高才达老中医从医 54 年，汇通诸家，博采众长，师古而不泥古，先后经历家传、师承、学院三条学习中医之路，并将师承所学、家传经验与自身临床实践相结合，擅治内科系统多种疑难杂症，多年来致力于治病救人，传播中医药文化。

高老多年来视方剂为基础理论的良师、辨证论治的益友。在传承的道路上，众弟子一致推崇"证出有辨，治出有法，方出有名，药出有理"为高老的学术思想。高老认为"辨证是魂，辨证是本，辨证是术，辨证是责"，要求弟子们要坚持方出有名、方出有据、方出有理、方出有效，重视药效关系、量效关系、炮效关系、煎效关系。高老在中医传承教学中以方剂为核心，以临床为基石，拓展创新，深受学子们欢迎。

本书是高老多年研习方剂学的经验总结和理论升华，内容翔实，条理清晰，视角独特，承前启后，对广大读者研习中医大有裨益。

首都医科大学附属北京中医医院

院长

自序

中医的灵魂是辨证论治,辨证论治不是对病用药,而是辨病、辨证。临床上要以证为纲,从而确定理、法、方、药,理是治法的根据,方是治法的核心,方是药的精准组合体。方剂不是药物的随意组合,而是有目的、有理论指导的配合,通过配伍、组合以后,使某些药物在某个方剂里成为一个有机的整体,而不简单是药效的相加或相

制。仲景用方有其特点,其立法、用药都非常精炼、严谨,针对性非常强,换一味药就成为另一个方,加减一些分量亦成为另一个方。方从法出,法随证立,师其法而不泥其方。治"病"不忘"人",治标不忘本,用药不能仅求取效于一时,这就是我们治病求本、辨证审因的内涵。

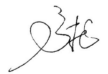

编写说明

一、本书共分五部分，共选择一百余首方剂。其中第一部分"中医十大名方"附类方共计 40 余首，论述各方病机特点，方剂构成特点，与附方、类方的关系。第二部分"三方联读"，提出十组常见证，每证列举三首相关方剂加以辨解。第三部分"精粹十方"选择药少力专、疗效明显的十首经典方剂加以论解。第四部分"验方十则"选择近代名家治验十方，通过临床应用加以改进。第五部分"传承十方"是高老家传和自创的经验方，以临床实例进行分析。

二、本书以《方剂学》为基础，每首方剂按方证辨解、组方特点、临床体悟、临床医案进行论述。

三、本书所论方剂，凡普通高等教育"十五"国家级规划教材新世纪全国高等中医院校规划教材《方剂学》有所收载者，其常用药量均按此版教材标示。需要说明的是，为了保留古方原貌，体现古代医家学术思想及遣方用药特点，书中部分方剂采用古方原剂量与现代剂量（括号内表述）相结合的方式。括号内剂量按照新世纪全国高等中医院校规划教材《方剂学》中各方剂药量折合。

编委会

2020年6月

百方
辨解

玉屏风散｜三子养亲汤｜三仁汤
痛泻要方｜一贯煎｜牵正散｜龙胆府
泻肝汤｜旋覆代赭汤｜温胆
逍遥散｜补中益气汤｜血府
逐瘀汤｜归脾汤｜六味地黄丸
苓散｜小柴胡汤｜小青龙汤
大承气汤｜杏苏散｜桑杏汤｜清泻
救肺汤｜白虎汤｜玉女煎
散｜当归六黄汤｜竹叶石膏汤
二仙汤｜生脉散｜炙甘草汤｜通
四逆汤｜半夏泻心汤｜生姜泻
心汤｜甘草泻心汤｜四逆汤｜当
四逆汤｜四逆散｜小建中汤
芪建中汤｜当归建中汤｜羚角
钩藤汤｜镇肝熄风汤｜天麻钩藤增
完带汤｜易黄汤｜清带汤｜增
汤｜增液承气汤｜麻子仁丸

目录

百方
辨解

第一部分
中医十大名方

中医十大名方,是历代医者经过临床实践,从数千首方剂中逐渐选出的实用性强、有一定的代表性的方剂。笔者参考"中医十大名方"丛书和相关名师教材,结合在临床应用时的感悟加以论述。为了便于读者学习和掌握更多的临证用方,笔者在每一首名方中列出与其相关的加减方与系列方,并进行区别辨解,以帮助读者从中加深对方剂内涵的理解。

论温胆汤及其系列方证解

温胆汤系中医十大名方之一，治疗胆郁痰扰所致不眠、惊悸、呕吐以及眩晕、癫痫，是临床常用的一个良方。本方在《备急千金要方》和《外台秘要》中均有记载，后在《三因极一病证方论》中衍化成现用的温胆汤。

温胆汤（《三因极一病证方论》）

半夏 二两(60g)　　　竹茹 二两(60g)　　　炒枳实 二两(60g)　　　陈皮 三两(90g)

炙甘草 一两(30g)　　茯苓 一两半(45g)　　生姜 五片　　　　　　大枣 一枚

功用：理气化痰，和胃利胆。

主治：胆郁痰扰证。胆怯而惊，头眩心悸，心烦不眠，夜多异梦；或呕恶呃逆，眩晕，癫痫。苔白腻，脉弦滑。

由来与发展

温胆汤最早见于《外台秘要》卷17引《集验方》。方中用生姜四两、半夏二两（洗）、橘皮三两、竹茹二两、枳实两枚（炙）、甘草一两（炙），治"大病后，虚烦不得眠，此胆寒故也"，全方药性以温为主，但无茯苓。至《三因极一病证方论》中所载三首同名温胆汤中有两方组成完全相同，均在《集验方》原方基础上加茯苓一两半，大枣一枚，生姜减为五片。全方药性即由偏温而归于平和，其主治在"虚烦证治"仍沿袭《外台秘要》之治，在惊悸证治项下则为"心胆虚怯、触事易惊、气郁生涎"变生诸证，但仍沿袭温胆汤证治。后世医家又在此基础上进行化裁，如加黄连名黄连温胆汤（《六因条辨》），去姜、枣，易枳实、茯苓为枳壳、赤茯苓，更加青子芩、碧玉散，方名蒿芩清胆汤（《重订通俗伤寒论》），功用方向随之转为以温胆和胃为主。

本方虽名为"温胆"，尚无一味温胆之药，罗美谓："和即温也，温之者实凉之也"，《成方便读》言："而以温胆名方者，亦以胆为甲木，常欲其得春气温和之意耳"。这里还要提及一点，温胆汤出现在二陈汤之前，二陈汤是从温胆汤化裁来的，而不是温胆汤由二陈汤加味而成的。

方证辨解

本方证多因素体胆气不足，复由情志不遂，胆失疏泄，气郁生痰，痰浊内扰，胆胃不和所致。

胆是奇恒之腑，中藏清汁，亦称津汁，从而区别于其他腑。其他腑是传化物而不藏，唯独胆与脏一样藏精，因此胆的特点是不宜热也不宜寒。只有胆不寒不热，升阳之气才能正常升发，才能帮助脾、胃消化。所谓"温胆"就是通过治疗，使胆之"温"恢复到正常，这样升阳之气得舒，自能运化，疾病也就痊愈了。故《备急千金要方》言本方是治疗"大病后、虚烦不得眠，此胆寒故也"。这里讲的"胆寒"实际上是"胆虚"。胆虚升阳之气就虚，就寒，胆气也就不得升，相火郁在里面，消化也就不好了，胃功能也就差了。胆郁与肝郁相近，郁存不舒就产生虚热，而及于肝，影响于胃，胃不和则卧不安，所以虚烦不得眠，在这样的情况下，脾胃消化吸收功能不行，而产生了痰饮，采用温胆汤治疗。

胆为清净之腑，性喜宁谧而恶烦扰。若胆为郁扰，失其宁谧，则胆怯而惊，心烦不眠，夜多异梦，惊悸不安；胆胃不和，胃失和降，则呕吐痰涎或呃逆，心悸；痰蒙清窍，则可发为眩晕，甚至癫痫。

组方特点

本方证的功用是理气化痰，和胃利胆，方中半夏辛温，燥湿化痰、和胃止呕，为君药，竹茹甘而微寒，清热化痰、除烦止呕，半夏与竹茹相伍，一温一凉，化痰和胃、止呕除烦之功倍；陈皮辛苦温，功用理气行滞，燥湿化痰，枳实辛苦微寒，能降气导滞，消痰除痞，枳实与陈皮相合，亦为一温一凉，而理气化痰之力增；佐以茯苓健脾渗湿以化生痰之源；兼加生姜、大枣调和脾胃，且生姜兼制半夏之毒性；以甘草为使调和诸药。综观全方，半夏、陈皮、生姜偏温，竹茹、枳实偏凉，温凉兼进，令全方不寒不燥，理气化痰以和胃，胃气和降则胆郁得舒，痰浊得去则胆无郁扰，如是复其宁谧，诸症痊愈。

临床体悟

1. 温胆汤不能以名为意。人之六腑，皆泄而不藏，唯胆为清净之腑，无出无入，寄付于肝，又与肝相表里，肝藏魂，夜卧则魂归于肝，胆有邪岂有不波于肝哉。

胆为甲木，其象应春，常欲其得春气温和之意耳。我们可以理解为胆喜温和之气，故名温胆，切不可理解为温胆之意。所谓"温"即和或利，温之者，实凉之也。

2. 应用温胆汤，一要抓住病因，即胆气不足，复由情志不遂；二要抓住病机，即胆失疏泄，气郁痰生，痰湿内扰，胆胃不和；三要抓住病位，即胆与胃；四要抓住病性，即胃不和则痰热生。

3. 温胆汤辨证应用可治疗多种病证，包括消化、循环、神经等多系统疾病，但究其根源，大多以痰热为主，此即中医所讲"异病同治"的道理。

4. 温胆汤药味不多，八味药中有温有凉（半夏、陈皮性温，竹茹、枳实偏寒），有升有降（半夏、枳实为降，陈皮辛行温通），有补有泻（大枣甘平为补，枳实为泻）。

《方剂学》中有许多方剂都暗含温凉、升降、补泻，如银翘散中，在辛凉之中加以辛温之品；半夏泻心汤中，黄连、黄芩为清热之品，而又有干姜为温中之品；小柴胡汤中柴胡与黄芩一散一清，而又有人参甘平以扶正；六味地黄丸中也有三补三泻。所以在学习方剂中，要仔细分析，明确药性，从中理解组方之奥妙。以方论治也说明人体并非纯阴、纯阳、纯虚、纯实、纯寒、纯热、纯表、纯里，因此，用药也必须有寒有热，有补有泻，有升有降。临床上最根本的就是辨证论治，调理阴阳，真正理解每个方剂中的君、臣、佐、使，才能在疗效上有所提高。

临床医案

岳某，女，63岁，退休，2017年11月5日就诊。

主诉：突发头晕，肢体活动不利2天。

病史：患者2天前突发头晕，肢体活动不利；体胖，平素气短，下肢乏力，面目浮肿，口干，纳差，时呕吐痰涎，夜间耳鸣。

检查：血压150/90mmHg，心率58次/min，心电图示ST-T段缺血样改变，舌体大，有齿痕，质紫暗，苔腻稍黄，脉略弦。

西医诊断：眩晕待查。

中医诊断：眩晕（痰瘀互阻证）。

治法：化痰清眩。

方药：

黄连 10g	半夏 15g	陈皮 10g	茯苓 30g
杏仁 10g	竹茹 10g	石菖蒲 12g	郁金 10g
丹参 30g	葛根 15g	三七 10g	天麻 10g
炒白术 10g	桂枝 9g	川芎 9g	甘草 6g

7剂

二诊：2017 年 11 月 12 日。患者头晕、肢体活动不利均较前减轻，予前方继服 7 剂。

三诊：2017 年 11 月 19 日。服药后上述症状均明显减轻，舌体大，有齿痕，淡暗，苔腻稍黄，脉略弦。前方去三七、桂枝，继服 7 剂。1 个月后随访症状已除。

诊治思路：方以黄连温胆汤清胆和胃，化痰通络；丹参、郁金、葛根、三七活血化瘀；因痰涎上扰，蒙蔽清窍发为头晕耳鸣，故用半夏白术天麻汤燥湿化痰，理气和胃；桂枝温通心阳；川芎解郁。患者自诉服上药头晕、耳鸣、纳食明显改善，以原方为主，视症状稍做调整，治疗 1 个月，诸症状消失。

加减辨证治疗

临床上，我们依据病因病机，紧紧抓住胆气不足和痰浊内扰，以温胆汤为主辨证加减，可治疗多种疾患，举例如下。

（1）呕吐：痰热内扰，胃失和降而致呕吐，可加黄连。

（2）嘈杂：胆胃失和，胃热郁滞，可加黄连、栀子。

（3）心悸：痰热内扰，胆胃失和，可加黄连、党参。

（4）郁证：胆失疏泄，痰浊内扰，可加黄连、柴胡。

（5）失眠：胆为邪扰，失其宁谧，可加黄连、肉桂。

（6）高血压：痰湿中阻，痰郁化火，可加黄连、天麻。

（7）手足麻：因痰湿中阻，痰郁阻络，可加黄连、蜈蚣。

（8）贫血：因痰湿碍胃，肝脾失清，可加当归、黄芪。

（9）白细胞减少：因痰浊内扰，气血失和，可加鸡血藤，或合甘露消毒丹。

（10）癫痫：因痰热上逆，蒙蔽清窍可加生石决明、钩藤、黄连、龙胆草。

（11）精神分裂症：因痰火上扰，心神不安，可加党参、茯神、熟地黄、酸枣仁。

许多医者应用温胆汤加减辨证、辨病治疗诸多痰证皆有成效，现摘录验证如下。

肠伤寒

辨证:湿热酝酿不解。

治法:芳香化浊,淡渗祛湿。

方名:佩金温胆汤。

方药:佩兰叶 10g　　郁金 10g　　法半夏 10g　　广陈皮 5g

　　　　白茯苓 10g　　生甘草 1.5g　　枳实 5g　　　竹茹 10g

　　　　石菖蒲 3g　　　滑石 12g

诊治思路:肠伤寒属于中医瘟疫范畴,江西吴氏家族应用此方加减在临床上治疗肠伤寒数十年,证明效果可靠。方中应用佩兰、郁金、石菖蒲、滑石芳香化浊而祛湿,温胆汤清热化痰而除肠胃之湿热。

冠心病

辨证:胸阳不振,痰瘀阻络。

治法:宣痹通阳,化痰祛瘀。

方名:温胆汤加味。

方药:茯苓 15g　　　法半夏 9g　　陈皮 9g　　　竹茹 9g

　　　　枳实 9g　　　　瓜蒌皮 30g　　丹参 15g　　川芎 15g

　　　　红花 9g　　　　桂枝 9g　　　白术 15g　　薤白 9g

诊治思路:冠心病大多属中医的"真心痛""厥心痛""胸痹""心痛"等范畴,多由心阳不振,气滞血瘀,或痰浊阻塞心络所致。特别是在南方地区或多雨潮湿季节,痰浊为患屡见不鲜。临床上遇有心悸、胸闷、恶心、苔黄腻、脉弦滑或结脉等,采用温胆汤加味方治疗,每收良效。

脑血管意外

辨证:风痰内阻,肝肾不足。

治法:平肝化痰。

方名:桑钩温胆汤。

方药:茯苓 15g　　　法半夏 9g　　陈皮 9g　　　竹茹 12g

　　　　桑寄生 15g　　钩藤 9g　　　葛根 9g　　　甘草 6g

诊治思路：脑血管意外,在临床上因肝肾不足,风痰内阻而导致的患者多见。而选用温胆汤清热化痰而不伤正,加钩藤平肝息风而不燥,桑寄生滋补肝肾而不腻,扶助正气而不留邪,方药平淡,组合严谨,临床上疗效可靠。

蛛网膜下腔出血

辨证：风痰直中脏腑,蒙蔽清窍。

治法：化痰祛瘀,疏通经络。

方名：温胆汤加减。

方药：法半夏 6g   陈皮 6g   云茯苓 6g   生甘草 3g

      竹茹 9g   枳壳 6g   秦艽 12g   胆南星 9g

      三七粉(冲服) 6g

加减：气血不足加生黄芪 30g、党参 15g、地龙 9g、当归 9g。

诊治思路：众所周知,温胆汤中法半夏辛温性燥,功能燥湿化痰,和中止呕;陈皮理气化痰,气顺则痰降;茯苓健脾利湿,引痰湿从下焦而去;甘草和中补土,截痰之源,脾旺则痰无所生;枳壳破气行痰,协陈皮之力;妙在一味竹茹,性甘微寒,清热止呕,涤痰开郁,通诸经入百络,引诸药直达病所。古人用此方以主治痰热上扰、虚烦不眠、惊悸呕涎等症。此用以治疗风急卒中脏腑,蒙蔽清窍之证,亦每收良效。

精神分裂症

辨证：气火交邪,热与血结,腑气不利,痰热上熏。

治法：通腑泄热,行瘀散结。

方名：狂醒汤。

方药：柴胡 12g   大黄 9g   枳实 9g   半夏 9g

      竹茹 9g   生姜 12g   陈皮 9g   牡丹皮 12g

      桃仁 12g   栀子 9g   郁金 9g

诊治思路：中医治疗精神分裂症,究其原因不外气、血、痰、瘀、火所致,在治疗上主要是清心,泻火,平肝解郁,行瘀散结,化痰开窍。而温胆汤具有理气化痰、清热之效,再加入行瘀散结之大黄、牡丹皮、桃仁、赤芍药及清热开窍之郁金、栀子组成狂醒汤,故治疗亦效。

自主神经紊乱(多汗、嗜睡)

辨证:痰浊内结,扰乱神明。

治法:除痰解郁,开结定志。

方名:温胆汤加味。

方药:法半夏 ₁₅g　　陈皮 ₉g　　　茯苓 ₁₅g　　　甘草 ₁g
　　　　枳壳 ₉g　　　竹茹 ₉g

辨证:肝郁气滞,郁而化热,痰湿内生,内扰心神。

治法:疏肝解郁,和胃化痰,清养心神。

方药:枳实 ₉g　　　陈皮 ₁₀g　　法半夏 ₁₀g　　茯苓 ₁₀g
　　　　竹茹 ₁₂g　　柴胡 ₁₀g　　白芍 ₁₀g　　　香附 ₁₀g
　　　　川芎 ₁₀g　　薤白 ₁₀g　　瓜蒌 ₁₅g　　　石菖蒲 ₁₅g
　　　　远志 ₁₂g

诊治思路:自主神经功能紊乱,常易表现为多汗、盗汗、嗜睡与欠伸频作。其中多汗嗜睡多为痰浊内结,扰乱神明,临床上可应用温胆汤加味(心悸重者加黄精、远志,自汗多者加白芍、黄芪,嗜睡加石菖蒲,眩晕重者加白术、泽泻,遗精加龙骨、牡蛎,心痛者加丹参、川芎等),治疗效果明显。

凡因肝郁气滞、痰湿内生者,可用温胆汤和胃化痰,清养心神,柴胡疏肝散疏肝解郁。

惊恐失眠

辨证:痰热内扰,胃失和降,神不内宁。

治法:清热化痰,和胃安神。

方名:镇眩温胆汤。

方药:陈皮 ₂₅g　　法半夏 ₂₀g　　竹茹 ₁₅g　　　茯神 ₃₀g
　　　　炙甘草 ₁₅g　远志 ₁₅g　　石菖蒲 ₁₅g

诊治思路:《素问·举痛论》云:"百病生于气也……惊则气乱"。凡具此证者大多受惊气乱,痰与气结,郁而发热,痰热上扰,胃失和降乃至神不内守。《素问·逆调论》又云:"胃不和则卧不安",故安神可取和胃之法。因此用镇眩温胆汤以清热化痰,和胃安神,病自得愈也。

颈椎综合征

辨证:脾虚痰湿,瘀血阻络。

治法:健脾化痰利湿,活血通络。

方名:颈椎方。

方药:法半夏 10g 　橘红 12g 　　茯苓 12g 　　枳壳 10g
　　　　竹茹 6g 　　甘草 6g 　　生磁石 20g 　葛根 30g
　　　　丝瓜络 9g 　钩藤 15g 　　川芎 15g 　　菊花 12g
　　　　炒栀子 12g

诊治思路:颈椎综合征,临床上又称作颈椎病或颈臂综合征,其主要表现为颈部的不适,以及上背、肩胛、胸前区以及肩、臂、手部位的疼痛等症状。中医学认为本病与肾有关,肾主骨,因肾气亏虚不能生髓,加以气血不足,脾虚则痰湿乘虚而入,凝聚于颈项,壅闭经络,气血不通,不通则痛,而患此病。颈椎方中以温胆汤健脾化痰通络,又重用葛根以解颈项之苦,用川芎、丝瓜络、钩藤以活血通络,亦可加入木瓜、桑寄生、杜仲、续断以补肾壮骨。

梅尼埃病

辨证:肝阳上亢,痰火内扰。

治法:平肝泻火,化痰降气。

方1:加味温胆汤。

方药:姜半夏 9g 　竹茹 9g 　　陈皮 9g 　　茯苓 9g
　　　　炙甘草 9g 　枳实 5g 　　葛根 25g 　　丹参 25g
　　　　钩藤 15g 　生磁石 15g

方2：镇眩温胆汤。

方药：
竹茹 9g	枳壳 9g	陈皮 10g	半夏 10g
茯苓 12g	赭石 9g	车前子 12g	通草 6g
夏枯草 10g	石菖蒲 10g	生磁石 10g	甘草 3g

诊治思路：梅尼埃病西医学认为是由于内耳迷路水肿平衡失调所致。中医学早在《黄帝内经》中就记载有"诸风掉眩，皆属于肝"与"髓海不足，则脑转耳鸣"。仲景治眩则以痰饮为先，而刘河间、朱丹溪则认为无痰不眩，无火不晕，于是后世有"风眩""火眩""痰眩""虚眩"等区分。

目前诸医治疗此病治法颇多，如选用平肝潜阳、化痰止眩的止眩汤，平肝泻火、化痰降气的加味温胆汤，补虚温中、健脾祛湿的吴苓汤，蠲饮利湿的泽泻汤，化痰通络、息风安神的化痰安神汤，和胃祛痰、镇眩醒脑的温胆汤，滋肝补肾、平肝定眩的滋阴定眩汤等。

综观以上诸家多以化痰除湿清热为主，诸方中应用温胆汤中诸药居多，所以笔者在临床上多选用加味温胆汤治疗此病，效果明显。

温胆汤方的衍化系列方

温胆汤相关方衍化颇多。

黄连温胆汤

黄连温胆汤(《六因条辨》)即温胆汤加黄连，可治因痰热内扰、胆胃失和而致的呕吐、嘈杂、心悸、失眠等。

蒿芩清胆汤

蒿芩清胆汤(《重订通俗伤寒论》)即温胆汤去姜、枣，易枳实、茯苓为枳壳、赤茯苓、加青蒿、青子芩、碧玉散。

功能：清胆，利湿和胃。

主治：寒热如疟，寒轻热重，胸闷作呕，舌红，苔白腻，脉濡数。

十味温胆汤

十味温胆汤有两个版本，一方载于《证治准绳》，组成如下：

半夏_{二钱(6g)}	枳实_{二钱(6g)}	白茯苓_{一钱半(4.5g)}	陈皮_{一钱(3g)}

半夏_{二钱(6g)}　　　　枳实_{二钱(6g)}　　　　白茯苓_{一钱半(4.5g)}　　陈皮_{一钱(3g)}

酸枣仁_{(炒)一钱(3g)}　　远志_{一钱(3g)}　　　　五味子_{一钱(3g)}　　　熟地黄_{一钱(3g)}

人参_{一钱(3g)}　　　　　甘草_{一钱半(4.5g)}　　　生姜_{5片}　　　　　　红枣_{1枚}

另一方载于《世医得效方》，组成如下：

半夏_{三两(9g)}　　　　枳实_{三两(9g)}　　　　陈皮_{三两(9g)}　　　白茯苓_{一两半(4.5g)}

酸枣仁_{一两(3g)}　　　大远志_{一两(3g)}　　　北五味子_{一两(3g)}　　熟地黄_{一两(3g)}

条参_{一两(3g)}　　　　甘草_{五钱(15g)}　　　生姜_{5片}　　　　　大枣_{1枚}

两个版本药味相同，只是剂量不同，即温胆汤去竹茹，加人参、酸枣仁、五味子、远志、熟地黄、甘草而成。功在益气养血，化痰宁心，主治心胆虚怯、痰浊内扰证。症见触事易惊，惊悸不眠，夜多恶梦，短气自汗，耳鸣目眩，四肢浮肿，饮食无味，胸中烦闷，坐卧不安，舌淡苔腻，脉沉缓。

导　痰　汤

在常规《方剂学》教材中，导痰汤与涤痰汤虽为二陈汤附方，从两方的用药剂量看，半夏、枳实一般重用，以化痰为主，但细究仍内含温胆汤，故亦附于此。

导痰汤又有两个版本，一方载于《妇人大全良方》，组成如下：

半夏_{二钱(6g)}　　　　南星_{一钱(3g)}　　　　枳实_{一钱(3g)}　　　茯苓_{一钱(3g)}

橘红_{一钱(3g)}　　　　甘草_{五分(3g)}　　　　生姜_{十片(3g)}

另一方载于《传信适用方》引皇甫坦方，组成如下：

半夏四两(12g)	天南星一两(3g)	枳实一两(3g)	橘红一两(3g)
赤茯苓一两(3g)	生姜十片(4片)		

导痰汤的两个版本药味有所区别,一方用茯苓,一方用赤茯苓;一方用大枣,一方不用,两者剂量差别很大,都治痰厥证,见头目眩晕、痰饮壅盛、胸满痞塞、胸胁胀满、头痛呃逆、喘急痰嗽等症。对于导痰汤有两点需要注意,一是半夏的用量是其他药的 1~4 倍,二是本方用的是橘红而非陈皮。

涤 痰 汤

涤痰汤也有两个版本,一方载于《严氏济生方》,组成如下:

姜半夏二钱二分(8g)	胆南星二钱二分(8g)	橘红二钱(6g)	茯苓二钱(6g)
枳实二钱(6g)	人参一钱(3g)	石菖蒲一钱(3g)	竹茹七分(2g)
甘草五分(2g)	生姜(无剂量)	大枣(无数)	

另一方载于《奇效良方》,组成如下:

姜南星二钱半(7.5g)	半夏二钱半(7.5g)	枳实二钱(6g)	茯苓二钱(6g)
橘红一钱半(4.5g)	人参一钱(3g)	石菖蒲一钱(3g)	竹茹七分(2g)
甘草半钱(1.5g)	生姜(5片)		

该方的两个版本一个用枣,一个不用,用药剂量稍有差别。主治中风痰迷心窍证,舌强不能语、喉中痰鸣等。导痰汤中重用南星与半夏,补气药与竹茹的用量偏小,由于主要是祛痰,所以也用橘红而不用陈皮。

清气化痰丸(《医方考》)

方药:

陈皮一两(3g)	杏仁一两(3g)	枳实一两(3g)	酒黄芩一两(3g)
瓜蒌仁一两(3g)	茯苓一两(3g)	胆南星一两半(4.5g)	制半夏一两半(4.5g)
生姜 100g(取汁,制丸)			

本方中也含有温胆汤之意,只是去了大枣、甘草,加瓜蒌、杏仁、黄芩和胆南星,故也可以说是导痰汤的变方。本方功用为清热化痰,理气止咳,主治由痰阻气滞、气郁化火、痰热互结所致之痰热咳嗽。

后世医家另有根据温胆汤化裁出佩金温胆汤治疗肠伤寒,桑钩温胆汤治疗脑血管意外,镇眩温胆汤治疗惊恐失眠和梅尼埃病,癫狂梦醒汤治疗精神分裂症等。

话谈逍遥散

逍遥散是中医十大名方之一,是疏肝解郁、健脾和营的代表方,又是妇科调经的常用方。目前临床上常用此方治疗妇女月经不调、经前期紧张症、更年期综合征、盆腔炎、不孕症、子宫肌瘤等属肝郁血虚脾弱者。

逍遥散(《太平惠民和剂局方》)

炙甘草半两(15g)	炒当归一两(30g)	白茯苓一两(30g)	白芍药一两(30g)
白术一两(30g)	醋柴胡一两(30g)	煨生姜一块(3g)	薄荷少许(1~3g)

名称的由来

逍遥散是宋代常用名方之一,源于汉代张仲景四逆散与当归芍药散两方之法,广泛用于内科、妇科、眼科等病证。本方的源流可概括为渊源于汉代,成方于宋代,充实于明清,发展于现代。

本方为调和肝脾的常用方,服之可达到疏肝理脾、养血和营之效,使得肝气畅,郁结消,气血调,精神爽,逍遥自在,故名"逍遥散",可"消散其气郁,摇动其血郁,皆无伤乎正气也"。正如《医宗金鉴·删补名医方论》所云:"木郁达之,遂其曲直之性,故名曰逍遥。"

方证辨解

本方重在疏肝解郁,健脾和营,主治肝郁血虚而致两胁作痛、寒热往来、头痛目眩、心忪颊赤、口燥咽干、神疲食少、月经不调、乳房作胀、脐腹作痛、脉弦而虚者。

从逍遥散的功能主治来看,既有肝郁,又有血虚,还有脾弱,根据三个环节脏腑功能的特点,其所治之证都围绕着三者相互之间的关系失调所产生的病证。

肝郁、血虚、脾弱,是先血虚还是先肝郁,是由血虚导致肝郁还是由肝郁导致血虚,都是有可能的,只能从辨证上加以区别。

从逍遥散的主治上进行分析,其中两胁作痛、头痛目眩、口燥咽干以及月经不调的乳房发胀都是肝郁,但绝不是仅由一个肝郁因素而产生的,而是肝郁中包括血虚,所以出现月经不调,肝郁化火。对于神疲食少,是因为气血不足、脾虚而造成的。脾为气血生化之源,脾虚食少,气血必然不足,神气也就不足。

从脉象上分析,弦是肝病,虚就说明少力气虚,而脉弦而细弱即与血虚和气虚相应。肝郁生热消耗阴血,肝失濡养,本身就燥,且肝有病时必然影响到脾,犯脾则引起消化不良,这是肝脾相乘相制的关系所造成的。脾弱,气血生化就少了。总之,三者是密不可分的循环关系。肝病了,则气郁生火,消耗阴血,阴血虚以后,肝失濡养就燥,燥了就生风、生火,又消耗阴血,血虚又导致肝郁,肝郁反过来又影响藏血。脾虚以后不能运化水谷,不能化生气血,肝无血可藏,肝血不足,进而又导致了肝气不舒。所以,在逍遥散方证中,三者关系是互相影响的,治疗时照顾不到任何一个关系都不行。

组方特点

逍遥散中共有八味药。我们认为当归是主药,当归味苦、辛、甘,性温,是补血活血的良药,最适宜血虚而致的病证;同时苦可以泻肝,透发肝中郁火,辛可以疏理肝中的血滞,甘味既能缓肝之急也能缓脾之急。根据当归性味的特点,针对肝郁可以疏,肝血可以补,肝热可以散,脾虚可以补,四个环节均适合,故本方以当归为君。为制当归之温燥,方中又选用酸苦微寒的白芍与之相配,寒温相配,一散一收,又能调肝理气。芍药本身也是一味滋阴养血药,既柔肝又滋脾,故将白芍视为第二君药。

白术和茯苓健脾利水,在应用时要注意比例。本方必须用生白术,因为生白术健脾生血,炒白术健脾燥湿。茯苓不仅利湿,还能够补益心脾之气,所以我们认为茯苓是先升而后降。两者用量相等时,侧重的是健脾气,助运化;如果茯苓量大于白术时则侧重利水健脾,此两味药是为臣药。

方中佐药有三个,即柴胡、生姜和薄荷。有些医者往往认为柴胡是疏肝的,一提起疏肝就用柴胡,但忽略了"柴胡劫肝阴"的问题。对于逍遥散证而言,过份强调柴胡疏肝就会忽略血虚的问题。我认为此时应当用醋柴胡,以防肝阴受伤。本方在用法上指出薄荷少许,没有给出具体用量。我们都知道薄荷是辛凉解表药,用多了就起到散风热的作用了,所以临床一般用1~2g就行了,少量薄荷可以入肝经散肝热,助柴胡以疏肝,疏散郁遏之气。方中的生姜不是普通的生姜,严格地讲应当用煨生姜(烧生姜),功用温运和中,辛散透达,与柴胡、薄荷共为佐药。

总之,诸药合用使肝郁得舒,血虚得养,脾弱得复,气血兼顾,肝脾同调,立法周全,组方严谨,故为调肝养血之名方。

◇关于逍遥散加味问题

逍遥散在后世用法上有一些发展,我们最习惯用的就是加味逍遥丸,也叫丹栀逍遥散。为什么要在此方中加上牡丹皮和栀子呢?这是因为逍遥散证有个肝郁化火的问题,故丹栀逍遥散方证中有潮热、晡热、烦躁易怒,或自汗、盗汗,或头痛、目涩,舌红苔薄黄,脉弦虚数。

丹栀逍遥散中用牡丹皮凉血散血,用栀子清三焦之火,引火下行。栀子的特点就是清三焦之火和心包络之火,可以清胸膈之热,引火引热下行,从小便而出。对因血虚、肝郁、脾虚而引起的月经不调都适用。

还有一个方叫黑逍遥散,出自《医略六书·女科指要》,是在逍遥散的基础上加地黄,治逍遥散证而血虚较甚者,若血虚而有内热者宜加生地黄,血虚无热象者应加熟地黄。

对于逍遥散在临床上加减应用很多,如脾虚者,除神疲食少外还出现气虚、气短、急躁易疲、舌嫩或胖大,加入一味党参就成了四君子汤;如气短较甚者可以加入炙黄芪;为了防止腹胀,不妨加上一些香附和木香,以达到有升有降,有利于调整气机,既补气又除胀。

在临床上使用逍遥散治疗月经不调是较为普遍的,但是如何加减运用很重要,尤其需要辨析血虚的同时有没有瘀血。有的妇女在行经前胸胁胀满,乳房胀痛,头痛,少腹痛,经行不畅、量少色深,这是因为肝郁甚,肝热重,用丹栀逍遥就可以了,但也可以加上茜草和怀牛膝。如果舌有瘀象,也可以加少量桃仁与红花。

对于肝肾阴虚引起的月经不调,逍遥散常用的是全当归,如果血虚则用当归身为好,补血作用更强。如果经前腹痛,不妨改用当归尾行血止痛,还可以加用赤芍,如果腰酸痛可加用续断。

临床医案

瞿某,男,70 岁,2018 年 3 月 6 日入院。

  主诉:头晕 1 周。

  病史:1 周前患者无明显诱因出现头晕,症状持续,至我院门诊查头颅 CT 提示腔隙性脑梗死,考虑诊断"后循环缺血"收入院。刻下症:头晕,口干口苦,眼睑水肿,双下肢水肿,四肢、腰腹部多发皮疹,纳差,寐安,小便调,大便调。既往高血压、糖尿病、下肢动脉狭窄病史。春节期间服用头孢类药物过敏,眼睑、双下肢水肿,四肢、腰腹部皮疹、脱屑。

检查: 神清,语利,神经系统检查未见明显阳性体征,眼睑、双下肢水肿,四肢、腰腹部皮肤脱屑,多发暗红色皮疹,舌红,少苔,脉弦细。

西医诊断: 后循环缺血。

中医辨证: 血虚肝郁水滞,风瘀阻滞肌肤化燥。

治法: 养血疏肝,健脾利水,息风止痒。

方药: 逍遥散加减。

柴胡 12g	当归 10g	白芍 10g	茯苓 10g
白术 10g	牡丹皮 10g	白鲜皮 10g	刺蒺藜 10g
赤小豆 10g	丹参 30g		

2 剂,中药配方颗粒剂,每日 1 剂,早、晚饭后服用。

3 月 8 日复诊,患者头晕已除,口干、口苦明显减轻,眼睑、下肢水肿减轻,皮疹较前消退,继服上方。

诊治思路: 逍遥散多用于治疗肝郁脾虚血弱引起的情志病,方中柴胡、薄荷疏肝,当归、白芍养血,茯苓、白术健脾,当归、白芍的养血同时有活血的作用,茯苓、白术健脾的同时有利水的作用,故也适用于肝郁血虚、血瘀水滞证。肝应于春,与风气相通,疏肝也有祛风的作用,故本方也可治疗皮肤疾病和外感疾病。人之生病无非气血不通,本方能调畅气血,故逍遥散的适应证很广,不能局限于情志病。患者口干、口苦、脉弦、头晕为肝气不畅、肝火内郁的表现,少苔为阴血不足的表现,眼睑、下肢水肿为水饮内停表现,皮肤暗色皮疹、脱屑为风瘀阻滞肌肤化燥所致,故用逍遥散加味疏肝祛风,养血活血,健脾利水,调畅气血,如加白鲜皮、刺蒺藜祛风止痒,赤小豆利水,丹参、牡丹皮凉血活血散瘀。诸药合用,切中病机,故能有效。

逍遥散的系列方

四　逆　散

方药: 炙甘草 6g　　　枳实 6g　　　　柴胡 6g　　　　芍药 6g

功用: 透邪解郁,疏肝理脾。

主治: 阳郁厥逆证。手足不温,或腹痛,或湿利下重,脉弦。肝脾气郁证。胸胁胀闷,腰腹疼痛,脉弦。

《伤寒论》中有一个方子叫四逆散,由炙甘草、枳实、柴胡、芍药四味药组成,具有疏肝理脾、透邪解郁的功用,治疗少阳病,四逆之证。我们分析此方确含有半个逍遥散,即柴胡、芍药、炙甘草加枳实,其与逍遥散相比,一个治疗肝郁血虚,一个治疗少阳证的。

还有一个方子叫当归芍药散,是《金匮要略》中的方,由当归、芍药、川芎、茯苓、泽泻、白术六味药组成,具有补血调肝,健脾利湿的作用,主治妊娠腹中疼痛及妇人腹中诸疾痛。此方取逍遥散中补血健脾的四味药,又加了活血止痛的川芎。由此可见,许多方子就是加加减减变化而成,但要加得合理,减得准确,不失其要旨,才能成为方。

当归芍药散(《金匮要略》)

方药: 当归 三两　　　芍药 一斤　　　川芎 半斤　　　茯苓 四两

泽泻 半斤　　　白术 四两

功用: 补血调肝,健脾利湿。

主治: 妇人妊娠腹中疼痛及妇人腹痛诸疾。

方证辨解

本方主治之腹中疼痛,属于脾虚湿重;妊娠腹痛是由肝脾失调,气郁血滞湿阻所致。"疒"读"朽"时，指"病"或绵痛；如读"绞"则指急痛或"拧着痛"。本方应视为逍遥散的前身，方中重用芍药为治血中气结、腹中痛之要药。腹中疼痛是由于血虚，而血生于中气，中者土也，土过燥过湿，皆不生物，所以方中用茯苓、泽泻协助白术以渗其湿，当归、芍药、川芎则任燥之劳，燥湿得宜则中气治，而血自生，疒痛则自止。

临床体悟

本方以芍药为君，但冠当归之名于芍药之上者，是因为妊娠者重养血、行血和血而唯当归有此能也。当归长于养血行血，芍药善能破阴结、止腹中痛，而妇人以血为主，血分之病较多，故妇人腹中诸疒痛，亦主以当归芍药散。

当归芍药散配伍特点是重用芍药泻肝培土，酸寒养胎最佳，临床可用至15g。方中的芍药应为白芍而且是酒白芍，因为酒白芍和中缓急止痛作用佳。川芎要轻用，2~4g 即可，这是因为妊娠忌辛温动胎。而芍药为阴柔之品，所以方中轻用川芎，即疏血中之气，防过分走窜散气，又免陷滞瘀积。

方中用茯苓、泽泻和白术渗其湿，这是因为调肝多用归、芍养血，故多佐健脾之品利湿。这里的白术应用炒白术，用其健脾燥湿之功。

方中三味血药，当归、川芎、赤芍；三味水药，茯苓、泽泻、白术，配伍恰到好处。

论补中益气汤的整体作用

补中益气汤是中医十大名方之一,也是补气升阳、甘温除热的代表方。顾名思义,可知本方是补中气,即补脾胃之气的。

补中益气汤(《脾胃论》)

黄芪一钱(15~20g)　　炙甘草五分(5g)　　人参三分(3g)　　当归二分(10g)

橘皮三分(6g)　　升麻三分(3g)　　柴胡三分(3g)　　白术三分(10g)

功用:补中益气,升阳举陷。

主治

1. 脾胃气虚,发热,自汗,渴喜温饮,少气懒言,面色㿠白,大便溏而不畅,脉濡而虚,舌质淡,苔薄白。

2. 脱肛、子宫下垂、久泻久痢等气虚下陷,清阳不升诸症。

方证辨解

我们可以把以上主治归纳为两部分来理解:一是气虚发热证,见身热自汗,渴喜热饮,气短乏力,舌淡脉虚大无力。二是脾虚气陷证,见饮食减少,体倦肢懒,少气懒言,面色萎黄,大便稀溏,舌淡脉虚,以及脱肛,子宫脱垂,久泻久痢,崩漏等。

现代常用本方治疗内脏下垂、久泻久痢、脱肛、重症肌无力、乳糜尿、慢性肝炎等;妇科之子宫脱垂、妊娠及产后癃闭、胎动不安、月经过多;眼科之眼睑下垂、麻痹性斜视等属脾胃气虚或中气下陷者。

本方治疗范围广泛，我们必须清楚其病因病机。本方证常因饮食劳倦，损伤脾胃，以致脾胃气虚，清阳下陷所致。脾胃主受纳和运化，使水谷精微化生气血，既能够升清又能降浊，从本方所治的证来讲，跟一般的气虚证不完全相同，除有发热自汗还有寒热、头痛、口渴、心烦等，这些症状与外感风寒相似，是最容易使人混淆的，所以应加以分析。

关于发热与自汗　发热与自汗是一回事，因为气虚使得阳浮于外，这是因为气虚不能固表，表气不固，所以浮于外而发热。本方证与外感病的发热截然不同。本方证发热不是全天的，而是一阵儿一阵儿的，而且是躁热，多见于疲劳之后，本身就存在气虚，活动后气更虚，即"劳则气耗"，"烦劳则阳气虚"（阳气浮于外），所以发热汗出，是气虚不固所致。

关于心烦躁热口渴　"渴而喜热饮"而不是"渴而饮冷"，这是由于心血不足，中气不能达表而卫外（中气不足，上焦之气不通）所以闷在里面就发热烦渴，这是一种假象，而不是真正的内热，所以出现渴喜热饮。

关于头痛　由于气虚导致清阳不升，头为诸阳之会，清阳不升而出现阵发性头痛。这种痛的特点是晨起头疼，活动后阳气渐升则头疼减轻。如果晨起时是起身快，头痛表现会更明显。然而，如果活动过多，气又被消耗，头痛又会加重，此为"劳则气耗"所致。

关于脉洪而虚　即脉沉虚软无力，表面上是由于气虚而浮于外，所以见到浮取的脉是洪大、有力的，重按则无力。脾气虚了，肺气来源也会不足，所以浮于外。

关于少气懒言　体倦肢软，面色㿠白，大便稀溏，这是气虚的主要表现。脾胃为营卫气血生化之源，脾胃气虚纳运乏力，故出现饮食减少、少气懒言、大便稀溏、久泻久痢等。

关于脱肛、子宫下垂　凡是脏器下垂，中医认为都是气虚下陷，胃、肝、肾、子宫等都可以下垂。因为脾主升清，脾虚则清阳不升，中气下陷，故见脱肛、子宫下垂等。

组方特点

本方由人参、白术、甘草三君加黄芪，因为解决肺脾气虚首选黄芪，本方用炙黄芪，能益气固表又能补气而升阳。方中既用黄芪又用人参，而且以黄芪为主，且量大，加上白术与炙甘草增强其补中益气之功，即健脾补气。

血为气之母，气虚时久，营血亦亏，故用当归养血和营，协人参、黄芪以补气养血。补血药很多，为什么选用当归呢？因为大多数补血药多偏寒凉，而补气要用甘温，故选用甘温的当归补血。

方中为什么用陈皮呢？因为气虚而胸中气乱，升阳受阻，所以用陈皮理气和胃，使诸药补而不滞。而且使气本身的升降恢复，污浊之气能够当升则升、当降则降。但必须注意，此处陈皮不可重用，一般用 6g 足矣。

在此基础上，本方配伍少量升麻和柴胡，这里说的少量为 3g，柴胡升少阳之气，升麻升阳明胃气，使得脾胃的功能强健，脾胃功能强健自然可以生气，而且通过升阳的药，清阳之气能更好地上行，浊阴也就自然地下降。在这里我们必须注意，补中益气汤中其他药所谓的提升作用，是能够促进平滑肌的收缩，促进肠胃的蠕动，配合升麻、柴胡这些作用更强，但是单独用升麻、柴胡则没有效。所以用本方时不能把升麻和柴胡的量用得过大，过大会使升提太过，而它们是在补气的基础上发挥作用的。中医认为气虚而下陷，如仅用升提的药而不用或少用了补气的药，没有气也"升"不起来，"提"不住，所以说必须在补气的基础上来升提，这是本方的配伍特点。

◇补中益气汤与参苓白术散和归脾汤的组方区别

在补气方剂中,四君子汤是补气的基础方,众多的补气方都是由四君子汤加减变化而来的,如六神汤(四君子汤加扁豆与薏苡仁)、六君子汤、香砂六君子汤、参苓白术散、归脾汤等,以上方的区别关键在于是否用茯苓。参苓白术散用茯苓与人参、白术起到健脾利湿的作用,而归脾汤去掉茯苓加了黄芪,而且作为主药,起到补气升阳的作用,所以能使中气下陷的病证得到解决,例如脏器下垂、下部的出血,都能通过益气来摄血,通过益气升阳来举陷,使下陷的阳气能够升举起来。

补中益气汤与归脾汤的比较:两个方中都有人参、白术、黄芪和当归。它们共同的特点都是补气,主要是补脾气,补中气。补中益气汤补气作用显而易见,而方中为什么还要用当归呢? 这是因为血为气之母,气虚时久,营血亦亏,故用当归养血和营,协人参、黄芪以补气养血。而归脾汤用当归,重在补养心血,补气生血,以养血补益心脾。补中益气汤重在补气,归脾汤重补气生血。但两者都重视脾的作用,因为"中焦取汁,变化而赤是谓血",无论是受气还是取汁,首先在脾。

归脾汤与参苓白术散中都含有四君子汤之意,但参苓白术散中用茯苓以利湿,归脾汤中用茯神以宁心安神。

加减应用

根据有关资料介绍,使用补中益气汤治疗内脏下垂时,有时会加上枳实或枳壳,而车前子是治疗子宫脱垂的经验用药。我常用本方加上车前子与菊花治疗气虚所致上眼睑下垂,也用本方加上补肾药治疗肾气虚引起的小便频多,另如治疗妇女崩漏证用本方补气以固血。

对于肺脾气虚的支气管扩张出血,以及鼻衄时佐用升麻与柴胡一定要注意,当少则少,当不用就不用,因为阳气升之太过反而可能使出血更加严重。

临床医案

郝某,女,32 岁,农民,2012 年 8 月 1 日就诊。

主诉:胸闷伴子宫脱垂 2 天。

病史:患者近 2 天出现胸闷气短,伴少腹坠胀,时有子宫脱垂。无心前区憋痛,饮食尚好,夜寐不佳。

检查:一般情况尚好,双肺呼吸音清,未闻及干、湿啰音,心率 82 次 /min,心律齐,心音有力,未闻及杂音。腹软,无压痛及反跳痛。血压 136/82mmHg,心电图检查未见异常。舌淡红,苔薄黄,脉沉细滑。

西医诊断:子宫脱垂症。

中医辨证:中气不足。

治法:补中益气。

处方:补中益气汤加减。

方药:炙黄芪 30g   党参 10g   炒白术 10g   升麻 5g

柴胡 10g   当归 10g   陈皮 6g   炙甘草 6g

瓜蒌 30g   法半夏 10g   黄连 6g

   7 剂,每日 1 剂,每剂水煎 2 次,将药汁兑匀,每日分 2 次口服。

二诊(2012 年 8 月 22 日):服以上中药 7 剂,胸闷减轻,仍气短乏力,夜寐不佳。继服前方,每日 1 剂。

三诊(2012 年 8 月 29 日)服以上中药 7 剂,胸闷偶作,气短乏力减轻。拟前方炒白术改为生白术 10g,继服 7 剂,服法同前。

四诊(2012 年 9 月 5 日)服以上中药 7 剂,患者胸闷未作,右少腹时痛,时恶心。拟前方去瓜蒌、法半夏、黄连,加桂枝 9g,白芍 18g,大枣 6g,炙延胡索 10g,继服 7 剂,服法同前。

五诊(2012 年 9 月 12 日)服以上中药 7 剂,患者右少腹时痛好转,白带增多,前方去炙延胡索,加炒山药 30g,继服 7 剂,服法同前。

六诊(2012 年 9 月 19 日)服以上中药 7 剂,患者右少腹时痛止,白带减少,前方炒白术 30g,继服 8 月 29 日方,先后调理 2 个月收效。

诊治思路:该患者以胸闷 2 天伴子宫脱垂就诊,经查心电图未见异常,故初步诊断为子宫脱垂症。此病中医辨证为中气不足证。它的发病机制关键在于中气不足,故胸闷气短伴少腹坠胀时子宫脱垂,所以治疗方法是补中益气、升陷固脱。选用补中益气汤加减治疗,以炙黄芪、党参、白术、炙甘草健脾益气,陈皮理气,当归补血,升麻、柴胡升举下陷清阳,加小陷胸汤宽胸理气清热化痰。用以上药物对症化裁治疗 2 个月收效。笔者在治疗本病时应抓住关键病机即中气不足,在治疗过程中根据临床症状加减,右少腹时痛,时恶心为中焦虚寒,合用小建中汤温中散寒止痛。

子宫脱垂根据病因、病情严重程度、有无其他周围脏器膨出、有无生育要求等可以选择适当手术治疗。但手术对阴道分娩有一定影响,故仅适用于严重病例。中医中药治疗子宫脱垂安全有效。

补中益气汤变方

益气聪明汤(《证治准绳》)

益气聪明汤是补中益气汤的一个变方,来源于《证治准绳》,有两个版本。

方药:党参 15g　　黄芪 15g　　炙甘草 15g　　赤芍 10g

白芍 10g　　葛根 15g　　升麻 6g　　蔓荆子 10g

黄柏 6g

(黄芪 一钱二厘五　人参 一钱二厘五　升麻 七钱五分　葛根 三钱

蔓荆子 一钱五分　芍药 一钱　黄柏 一钱　炙甘草 五分)

功用:补气升阳,聪耳明目。

主治:气虚,清阳不升,头昏,目障初起,视力减退,或耳聋耳鸣。

方证辨解

本方证因饮食劳倦损伤脾胃,致脾胃气虚,清阳下陷,郁遏不达,脑失所养,浊气不降而出现耳聋耳鸣,头昏脑涨。

组方特点

本方是在补中益气汤基础上加减变化而成的,方中选用党参、黄芪补中益气,葛根、升麻升举清气,蔓荆子升清通窍,黄柏、芍药和降以清阴火,甘草调和诸药。

临床体悟

本方是补中益气汤加葛根升清,并选用蔓荆子增强升清通窍作用,反佐和降的黄柏,并将当归改为有清热凉血的赤芍和甘寒的白芍以养肝血。

方中的黄芪应为炙黄芪,用量可加至 20~30g;蔓荆子质轻味薄,不可重用;升麻助黄芪升阳,亦应少用为佳;黄柏因清阴火故为盐黄柏。

临床医案

李某,男,43 岁,工人,2017 年 6 月 27 日就诊。

主诉:阵发性耳鸣 2 年。

病史:患者近 2 年来阵发性耳鸣,伴晨起少腹酸胀,血压不稳,忽高忽低,夜寐不佳。既往有高血压病史 2 年,心脏二尖瓣修补术后 1 年。

检查:一般情况尚好,双肺呼吸音清,未闻及干、湿啰音,心率 78 次 /min,

心律齐,心音有力,未闻及杂音。腹软,无压痛及反跳痛。血压140/88mmHg,空腹血糖5.8mmol/L,尿常规未见异常。舌淡红,苔白,脉沉细滑。

西医诊断:耳鸣。

中医诊断:耳鸣。

中医辨证:中气不足,清阳不升。

治法:补中益气,升清降浊。

处方:益气聪明汤加减。

方药:炙黄芪 30g　　党参 10g　　　　炙甘草 6g　　　升麻 5g

　　　　柴胡 5g　　　葛根 15g　　　　白芍 10g　　　赤芍 10g

　　　　蔓荆子 6g　　磁石 30g(先煎)　麦芽 10g

　　每日 1 剂,每剂水煎 2 次,将药汁兑匀,分 2 次口服。

二诊(2017 年 7 月 5 日):服以上中药 7 剂,患者耳鸣时轻时重,拟前方加黄柏 6g,每日 1 剂,继续服用。

三诊(2017 年 7 月 14 日)服以上中药 7 剂,患者耳鸣声音减小,继服 7 剂,服法同前。

四诊(2017 年 8 月 17 日)服以上中药 7 剂,患者仍时耳鸣,胃脘部时不适。拟前方去赤芍、麦芽,加炒白术 10g,白芍加至 20g,继服 7 剂,服法同前。

五诊(2017 年 8 月 23 日)服以上中药 7 剂,患者自觉胃脘部不适好转,但颈部发紧。拟前方白芍加至 30g,加木瓜 12g,鸡血藤 30g,威灵仙 15g,继服 7 剂,服法同前。

六诊(2017 年 8 月 31 日)服以上中药 7 剂,患者自觉胃脘部不适好转,仍有耳鸣,遇事时明显,颈部发紧减轻。拟前方去炒白术,加玫瑰花 10g,继服 7 剂,服法同前。

七诊(2017 年 9 月 7 日)服以上中药 7 剂,患者偶胃脘部不适好转,仍耳鸣,时轻时重。拟前方去玫瑰花,继服 7 剂,服法同前。

八诊(2017 年 9 月 14 日)服以上中药 7 剂,患者耳鸣时轻时重,血压稍降低,拟前方加川牛膝 12g,继服 7 剂,服法同前。先后调理 2 个月疗效满意。

诊治思路：该患者因阵发性耳鸣 2 年就诊,初步诊断为耳鸣。中医辨证为中气不足,清阳不升证。其发病机制关键在于中气不足,故阵发性耳鸣,晨起少腹酸胀,所以治疗方法是补中益气,升清降浊。选用中药益气聪明汤加减,以炙黄芪、党参、炙甘草健脾益气,赤芍、白芍敛阴和血,补血活血,葛根、升麻、柴胡升举下陷清阳,蔓荆子轻扬升发,鼓舞胃气上行头目,加磁石养肾益阴,聪耳明目,麦芽健脾和中,黄柏清热泻火。用以上药物对症化裁治疗 2 个月收效。笔者认为在治疗本病时应抓住病机中气不足,在治疗过程中根据临床症状加炒白术健脾养胃,合用白芍、木瓜汤滋补肝肾,强筋壮骨,改善椎动脉供血。

血府逐瘀汤及其系列方临床应用区别

血府逐瘀汤是清代医家王清任创立的活血化瘀代表方,由于其选药精当,组方严密,兼之临床效果显著而为众多医家所推崇。以此方为基础,王氏又创立了通窍逐瘀汤、膈下逐瘀汤、少府逐瘀汤、身痛逐瘀汤、会厌逐瘀汤、通经逐瘀汤以及补阳还五汤等多首组方,在临床运用时各有千秋,现一并论解。

血府逐瘀汤是中医十大名方之一,是王清任在《医林改错》一书列举的七个逐瘀汤之一。在各版本的中医教材中,都把此方作为主要的理血剂之一。这个方子在临床上广泛应用于胸中瘀血引起的多种病证,如胸痛、头痛、呃逆等。现代医者也常用此方治疗因瘀阻气滞引起的冠心病心绞痛、风湿性心脏病、胸部挫伤及软骨炎之胸痛,以及脑血栓形成,高血压,高脂血症,血栓闭塞性脉管炎,神经官能症,脑震荡后遗症之头痛、头晕等。

血府逐瘀汤(《医林改错》)			
桃仁四钱(12g)	红花三钱(9g)	当归三钱(9g)	生地黄三钱(9g)
川芎一钱半(4.5g)	赤芍三钱(6g)	牛膝三钱(9g)	桔梗一钱半(4.5g)
柴胡一钱(3g)	枳壳二钱(6g)	甘草二钱(6g)	

功用:活血化瘀,行气止痛。

主治:胸中血瘀证。胸痛,头痛日久不愈,痛如针刺而有定处,或呃逆日久不止,或饮水即呛,干呕,或内热瞀闷,或心悸、失眠多梦,急躁易怒,入暮潮热,唇暗或两目暗黑,舌质暗或舌有瘀斑、瘀点,脉涩或弦紧。

方证辨解

本方主治病症较多，但皆为瘀血内阻胸部，气机郁滞所致，即王清任所称"胸中血府血瘀"之证。此处"血府"专指膈上胸中，胸中为气之所宗，血之所聚，肝经循行之分路。血瘀脉中，气机阻滞，清阳郁遏不升则胸痛；或日久不愈，痛如针刺，且有定处的头痛；胸中血瘀影响及胃，胃气上逆，胃气上逆故呃逆干呕，甚则水入即呛；瘀久化热则内热瞀闷，入暮朝热；瘀热扰心，则心悸怔忡，失眠多梦；郁滞日久，肝失条达，故急躁易怒；至于唇、目、舌脉所见，皆为瘀血征象。从以上病因病机所见，涉及脑、心、胃、肝、脾诸器官，可知瘀阻气滞影响范围之广，皆治以活血化瘀，行气止痛。

组方特点

血府逐瘀汤组方有三个特点。第一，活血与行气相伍，既行血分郁滞又解气分郁结。方中以桃红四物汤活血、破血、祛瘀、通经而止痛，又用枳壳、桔梗、柴胡、牛膝理气行滞，使气行则血行。第二，祛瘀与养血并施，则活血而无耗血之虑，行气又无伤阴之弊。方中应用桃仁、红花、赤芍、川芎活血祛瘀，又用当归、生地黄养血益阴，清热活血，桃仁又兼有润燥之功。第三，升降兼顾，既能升达清阳，又可降泄下行，使气血调和，方中存两组对药，一是枳壳与桔梗，一升一降，宽胸行气；二是柴胡与牛膝，柴胡疏肝解郁、升达清阳，牛膝引血下行、活血通经、祛瘀止痛。柴胡与枳壳、桔梗同用尤善理气行滞，甘草在方中调和诸药。

应用本方时要注意以下几点：一般桃仁要重用，可用至 12g，为君药，重在破血行滞。赤芍与川芎助桃仁、红花活血化瘀为臣药，要少用。而行气之枳壳、桔梗为佐药，亦应轻用。其中柴胡用量为 3g，防止升阳太多。方中的牛膝用川牛膝为好，引血下行之力强。

本方即桃红四物汤与四逆散的合方（枳实、柴胡、白芍、甘草），桃红四物汤活血化瘀而养血，四逆散和血而疏肝，两方合用组方之巧可以借鉴。

临床体悟

1. 血府逐瘀汤是治疗胸中血瘀的主方，从其病机分析，其所治病证涉及多个脏器，上至脑，下至肝、心、胃、脾，而并未涉及肺。肺为娇脏，虽与血关系不大，但在《医林改错》中言"胸任重物""天亮汗出"，而肺主皮毛，又主气，气滞血瘀，致肺病生。现代有些慢性阻塞性肺炎亦可应用本方治疗。临床上笔者常用本方加减治疗一些久咳不愈的患者，用之有效。

2. 临床上应用本方应从其组方的三个特点来窥测其治则、治法，活血与行气相伍是本方的灵魂；祛瘀与养血并施是本方的精髓，升降兼顾是本方的内涵，故本方对于痛、悸、呃、呕以及内热、急躁均有疗效。笔者在临床上本方加减治疗顽固性呃逆，取得一定疗效。

3. 关于血瘀的表现是多方面的，唇暗，目黑，舌暗有瘀斑，是外在表现，痛、悸是内在表现。胸中血瘀一般可表现在外，但有些无形之瘀在外并不一定表现出来，但可从其症状推断得知，如痛如针刺、咳时胸痛，亦可作为血瘀证的诊断依据。

几个逐瘀汤的区别运用

通窍活血汤

方药：桃仁三钱　　　红花三钱　　　　赤芍一钱　　　　川芎一钱

　　　　老葱三根　　　鲜姜三钱　　　　红枣七个　　　　麝香五厘

功用：活血通窍。

主治：瘀阻头面症。头痛昏晕或耳聋、脱发、面色青紫或酒糟鼻，或白癜风，以及妇女干血痨，小儿疳积见肌肉消瘦、腹大青筋、潮热等。

方证辨解

本方主要药物是麝香,能开心窍,通经络,通行十二经内外,内透骨髓,外彻皮毛,为芳香走窜之品。与活血化瘀药配伍,可治疗人体经络气血阻滞发生的各种病变。临床用此方治疗外伤引起的昏迷,亦有良效。

通窍活血汤用桃仁、赤芍、川芎,加麝香、老葱、红枣,功用为活血通窍,主治瘀血头面痛,也可治头面部的白癜风(可加少量白芷)。

膈下逐瘀汤

方药: 桃仁_{三钱}　　当归_{三钱}　　川芎_{三钱}　　赤芍_{三钱}

　　　五灵脂_{三钱}　　乌药_{二钱}　　延胡索_{一钱}　　红花_{三钱}

　　　枳壳_{一钱半}　　香附_{一钱}　　牡丹皮_{二钱}　　甘草_{三钱}

功用: 活血祛瘀,行气止痛。

主治: 瘀血阻滞膈下证。膈下瘀血阻滞,或腹中、胁下有痞块;或肚腹疼痛,痛处不移;或卧侧腹坠似有物者。

方证辨解

膈下逐瘀汤即桃红四物汤加活血止痛的五灵脂、延胡索和行气的香附、枳壳、乌药,另加丹皮。功用为活血祛瘀,行气止痛,主治膈下痰饮(肝脾大有瘀血)及小儿疳积。这里要注意如果患者有气血虚,一定要加益气健脾药。

本方配伍了香附与乌药、枳壳等疏肝行气止痛药,故行气止痛作用较大,主治瘀血结于膈下,肝郁气滞之两胁及腹部胀痛有痞块者。

应用本方应区别于柴胡疏肝散和一贯煎。柴胡疏肝散主治肝郁气滞证,以胸胁疼痛为主。一贯煎主治肝肾阴虚、肝郁气滞引起胸胁胀痛,而本方主治因瘀血阻滞而疼痛明显者。

<h1 align="center">少腹逐瘀汤</h1>

方药: 当归_{三钱(9g)}　　川芎_{二钱(6g)}　　赤芍_{二钱(6g)}　　小茴香_{三粒(1.5g)}

干姜_{二分(3g)}　　官桂_{一钱(3g)}　　蒲黄_{三钱(9g)}　　延胡索_{一钱(3g)}

没药_{二钱(6g)}　　五灵脂_{二钱(6g)}

功用: 活血祛瘀,温经止痛。

主治: 寒凝血瘀证。少腹瘀血积块疼痛或不痛,或痛而无积块,或少腹胀满,或经期腰酸,少腹肿胀,或月经一月见三五次接连不断,断而又来,其色或紫或黑或有瘀块,或崩漏兼少腹疼痛等症。

方证辨解

本方证主要治疗因寒凝血瘀而致的血瘀少腹之积块,以及月经不调、痛经等。中医认为寒性凝滞,阻滞不通,《素问·举痛论》言:"寒气入经而稽迟,泣而不行,客于脉外则血少,客于脉中则气不通,故卒然而痛"。故本方证多见少腹痛、痛经等症。瘀血的形成有气虚、气滞、血寒、血热等原因,本方证大多因寒而致,寒凝血瘀,不通而痛或形成积块。

少腹逐瘀汤组方特点主要分三个部分,一是在当归、川芎、赤芍活血药的基础上配伍了温通下气之小茴香、官桂和干姜,故温经止痛作用较强,又配伍了一些活血化瘀止痛的延胡索、没药、蒲黄、五灵脂,因而其活血化瘀止痛力量更强。

少腹逐瘀汤主要功效是活血祛瘀、温经止痛,其与温经汤有区别,治疗的是血瘀经闭的实证,本方中只用了当归、赤芍和川芎,加了失笑散(五灵脂与蒲黄)和没药,又特别加了温阳散寒的茴香、肉桂和干姜;而温经汤所治疗是冲任虚寒而有瘀滞的虚证,表现为月经不调、痛经、崩漏、不孕等。

蒲黄味甘性平,生用性滑,有活血祛瘀、凉血利小便的作用,炒用性涩,有止血的作用。本方应用中,如果化瘀止痛可生用,如用于月经淋漓不止可炒用。

<h1 style="text-align:center">身痛逐瘀汤</h1>

方药：桃仁_{三钱(9g)}　　红花_{三钱(9g)}　　当归_{三钱(9g)}　　川芎_{二钱(6g)}

地龙_{二钱(6g)}　　五灵脂_{二钱(6g)}　　没药_{二钱(6g)}　　羌活_{一钱(3g)}

秦艽_{一钱(3g)}　　香附_{一钱(3g)}　　牛膝_{三钱(9g)}　　甘草_{二钱(6g)}

功用：活血行气，祛风除湿，通痹止痛。

主治：瘀血痹阻经络证。肩痛，臂痛，腰痛，腿痛，或周身疼痛经久不愈。

方证辨解

身痛逐瘀汤适用于长期的风湿病，久病入络，久病入血引起的关节痛。本方与其他几个"逐瘀汤"不同，因为功效是活血行气、祛风除湿，所以方中只用了活血养血通经的桃仁、红花、当归、川芎、地龙、牛膝和散风除湿的秦艽、羌活，以及活血止痛的五灵脂、没药，理气止痛的香附。地龙这个药能清热、通经络散结，可以祛经络之疾，主要用于久病入血入络，寒湿郁而化热。笔者在临床上经常用本方来治疗瘀血瘀阻经络、经久不愈的周身疼痛，疗效明显，其对骨性关节炎引起的肩、臂、腰腿痛均有效果。

会厌逐瘀汤临床并不常用。其组成为桃红四物汤去川芎，以白芍易赤芍，外加枳壳、桔梗、柴胡以发挥升降作用，另加玄参治疗饮水而呛。此方可与血府逐瘀合方用之。

通经逐瘀汤在中医教材中很少提及，功用是治疗瘀血凝滞于营血。方中只用桃仁、红花、白芍、皂角刺、连翘、地龙、柴胡和麝香。

王清任的七个逐瘀汤的用药各有其特点，从其活血药应用频率来讲，有所不同。

方名	桃仁	红花	当归	赤芍	川芎	味数
血府逐瘀汤	√	√	√	√	√	5
通窍逐瘀汤	√	√		√	√	4
膈下逐瘀汤	√	√	√	√		5
少府逐瘀汤			√	√	√	3
身痛逐瘀汤	√	√			√	4
会厌逐瘀汤	√	√		√		4
通经逐瘀汤	√	√		√		3
小计	6	6	5	6	5	28

从以上用药频率分析七个逐瘀汤,其中桃仁、红花、赤芍均为6次,当归、川芎为5次。在上述方剂中,活血化瘀药用的最多的是血府逐瘀汤和膈下逐瘀汤,可知这两首方活血化瘀力量较强。

另外从整体来讲,七个逐瘀汤和桃红四物汤是有所区别的,桃红四物汤用的是白芍加上当归、熟地黄,是以养血为主,活血逐瘀为辅。而在七个逐瘀汤中用的都是赤芍,而没有一个方用熟地黄,所以是以活血化瘀为主,养血为辅。

关于用当归还是当归尾的问题,七个逐瘀汤中用的都是当归,只有补阳还五汤中用的是当归尾。

◇关于补阳还五汤的运用问题

补阳还五汤出自王清任的《医林改错》,是较为常用的名方。

补阳还五汤(《医林改错》)

方药: 生黄芪四两　　归尾二钱　　赤芍一钱半　　地龙一钱

　　川芎一钱　　桃仁一钱　　红花一钱

功用: 补气活血通络。

主治:中风之气虚血瘀证,半身不遂,口眼歪斜,语言謇涩,口角流涎,小便频数或遗尿失禁,舌暗淡,苔白,脉缓无力。

方证辨解

中风之病机归纳起来不外虚、火、风、痰、气、瘀六端,而中风后遗症气虚者多见。中风之后正气亏虚,不能行血,以致脉络瘀阻,筋脉肌肉失去濡养,故见半身不遂,口眼歪斜;气虚血瘀,舌体失养,故语言謇涩;气虚失去固摄,故口角流涎,小便频数,遗尿失禁。舌暗淡、苔白、脉缓无力为气虚血瘀之象。

组方特点

本方证以气虚为本,血瘀为标,即王清任所谓"因虚致瘀",治当以补气为主,活血化瘀为辅。本方重用黄芪为君药,补益元气,意在气旺则血行,瘀去络通;当归尾活血通络而不伤血,用为臣药;赤芍、川芎、桃仁、红花协同当归尾活血祛瘀,地龙通经活络,力专善走,周行全身以行药力,为佐药。全方的配伍特点是重用补气药与少量活血药相伍,使气旺血行以治本,祛瘀通络以致标,标本兼顾,补气而不壅滞,活血而不伤正。诸药合而用之,则气旺,瘀消,络通,诸症自愈。

临床体悟

1. 关于方名的解释

陆九芝认为,本方出自于当归补血汤,"观其方用黄芪四两,归尾二钱,赤芍钱半,川芎、桃仁、红花各一钱,加地龙亦一钱,主治半身不遂,方以黄芪为君,当归为臣。若例以古法当归补血汤,黄芪五倍于当归,则二钱之归宜君以一两之芪,若四两之芪即当以八钱之归。今则芪以二十倍与归矣,大约欲以还五成之亏,有必需乎四两之多者"(《世补斋医书》),此为药论。

张锡纯《医学衷中参西录》言:"至清中叶王勋臣出,对于此证,专以气虚立论。谓人之元气,全体原十分,有时损去五分,所余五分,虽不能充体,犹可支持全身。而气虚者,经络必虚,有时气从经络虚处透过,并于一边,彼无气之边,即成偏枯。爰立补阳还五汤,方中重用黄芪四两,以峻补气分,此即东垣主气之说也。然王氏书中,未言脉象何如。若遇脉之虚而无力者,用其方原可见效;若其脉象实而有力,其人脑中多患充血,而复用黄芪之温而升补者,以助其血愈上行,必至凶危立见,此固不可不慎也。"此为气论。

对于此两种说法,一从气论,一从药论,然无论何解总以正气亏虚为要,从方中生黄芪用量远大于活血药可以看出。

2. 关于补阳还五汤药物的用量

关于补阳还五汤中黄芪的用量为其余各药用量总和的五倍多是否合理,张鹤年在《气行则血行——补阳还五汤中用不同剂量的黄芪治疗脑栓塞恢复期108例对比观察》中,证明黄芪用至120g对改善血液黏稠度、增加红细胞表面负电荷、改善血小板凝聚率最为明显,使血液的流动性增强,有利于脑梗死病损的改善。而黄芪使用60g或30g,效果均不甚明显。因此通过实验证明足量黄芪是补阳还五汤治疗中风取得疗效的重要保证。

3. 关于使用补阳还五汤的两个误区

目前笔者在临床上看到个别医生使用补阳还五汤时有两个误区,第一个误区是不敢使用大量黄芪,唯恐血压增高。我认为只要辨证准确,一次到位疗效会更明显。至于使用黄芪会不会使血压升高,经实验研究证明,黄芪在辨证对应的患者中能增加心肌收缩力,保护心血管系统,抗心律失常,扩张冠状动脉和外周血管,减低血压,降低血小板粘附力,减少血栓形成。笔者认为黄芪有双向调节作用,在不使用升麻、葛根、柴胡等升阳药物时,气虚患者大量使用生黄芪并不会使血压升高。第二个误区是有个别医生在使用补阳还五汤时加重了活血化瘀药物用量,甚至使其总量超过了生黄芪的总量,从而也失去了补气活血通络的作用。因为气动血静,气非血不和,血非气不行,气血相辅相成,如果活血力量加大,则静的因素增大,黄芪用量反而转轻,就会形成气动不足,血不能行,而无法达到通络之目的。

因此笔者认为应用补阳还五汤治疗正气不足之中风病要尊重原方剂量为好,前人制方经验流传至今确有其独到之处,如随意变更会影响疗效。

归脾汤为补血剂的由来与临床运用

归脾汤源于宋代严用和的《济生方》,是中医十大名方之一,是治疗心脾气血两虚的常用方,也可以说是补气生血和补脾养心的方剂。

归脾汤(《济生方》)

白术一两(30g)	黄芪一两(30g)	人参半两(15g)	炙甘草二钱半(5g)
龙眼肉一两(30g)	茯神一两(30g)	远志一两(30g)	当归一钱(3g)
酸枣仁一两(30g)	木香半两(15g)	生姜5片	大枣1枚

功用:益气补血,健脾养心。

主治:1. 心脾两虚证。心悸怔忡,健忘失眠,盗汗,体倦食少,面色萎黄,舌淡,苔薄白,脉细弱。

2. 脾不统血证。便血,皮下紫癜,妇女崩漏,月经提前,量少色淡,或淋漓不止,舌淡,脉细弱。

来源与变化

归脾汤始载于宋代严用和的《济生方》,用于治疗思虑过度,劳伤心脾,健忘怔忡。元代危亦林在《世医得效方》中对本方所治病证有所发挥,增加了治疗脾不统血之吐血、下血。明代薛立斋《校注妇人良方》中,在原方中又增加了当归、远志两味,使养血宁心之效尤彰。从此一直沿用至今。

清代汪昂在《医方集解》更扩充了本方的适用范围,先后用于惊悸、盗汗、食少、妇人经带、肠风、崩漏等证,这些都是后世医家通过临床实践逐步完善起来的。现代常用本方治疗胃及十二指肠溃疡出血、功能失调性子宫出血、再生障碍性贫血、血小板减少性紫癜、神经衰弱、心脏病等属于气血两虚及脾不统血者。

名称的由来与意义

归脾汤为严用和尊《黄帝内经》二阳之病发于心脾之理论而创制。中医认为心藏神而主血,脾主思而统血之,思虑过度,劳伤心脾,则脾失健运,心血不足,发为惊悸怔忡、食少、体倦诸症。对于脾虚气弱不能统血而见崩漏诸症均有疗效,从而达到"引血归脾",故方名曰"归脾汤"。

本方是心脾同治,重点在脾,使脾旺则气血生化有源。罗美在《古今名医方论》中言:"而特名归脾何也?夫心藏神,其用为思,脾藏智,其出为意,是神智思意,火土合德者也,心以经营之久而伤,脾以意虑之郁而伤,则母病必传诸子,子又能令母虚,所必然也,其症则怔忡,怵惕烦躁之征见于心也,饮食倦怠,不能运输,手足无力,耳目昏眊之征见于脾,故脾阳苟不运,心肾必不交……而心阴何所赖以养,此取坎离者,所以必归之于脾也。其药一滋心阴,一养脾阳,取乎健者,以壮子益母,然恐脾郁之久,伤之特甚,故有取木香之辛且散者,以阊气醒脾,使能急通脾气,以上行心阴,脾之所归,正在斯耳。"

方证辨解

归脾汤证是由于思虑过度,劳伤心脾,也就是思考问题太多、太过,所以心脾之气受伤,造成血的生成不足,自然心血也就不足,思则气结,"脾愁忧而不解则伤意"。中医认为,心藏神,肝藏魂,肺藏魄,脾藏意,肾藏志,伤意就是伤脾,脾伤则气血生成必然受到影响,因而造成气血不足。脾又主思而统血,因而与月经不调有很大关系。

本方证所见诸症,可分为以下几个部分,即心悸怔忡、健忘失眠、盗汗虚热、食少体倦、月经不调五个证候。

心气不足与心血不足都可以引起心动、心悸、惊悸和怔忡,但只临床表现有先后、轻重的区别。心动是心中自觉慌乱、动荡不稳,惊悸是通过外物的影响而发生,怔忡大多是在心动之后才会发生。

关于失眠,简要解释就是阳不入阴,因为"阳入于阴则寐,阳出于阴则寤"。心藏神,肝藏魂,凡是心肝气虚、血虚,特别是血虚更容易引起失眠,这是因为血虚后,心和肝都生热,心有心火,肝有相火。当血不足时,火就盛;由于火盛,心就热;心热、肝热、神魂不安于舍,也就是阳不得入阴所以就不能入睡。另一方面,由于气血虚,神本身就虚,神不得安所以也出现不寐。由于神来源于水谷之精气,所以健脾气是相当重要的。

对于失眠还有一种说法是"心肾不交"。所谓心肾相交,是说心火下交于肾,肾水上济于心,心肾相交,是一个正常的生理状态。这里必须注意"心肾相交、脾为之媒"这个问题,这是因为脾能主升降,由于脾在中焦起升降作用,才有助于心火下交于肾,肾水上济于心。

关于盗汗虚热,这是因为气血不能固表,表气不固,所以阳浮于外,因而发热,甚至还可出现盗汗。由于脾气亏虚,中气不足所以身体疲倦、食少不香。

关于月经不调,出现崩漏,中医认为"气为血帅""脾统血",由于脾虚气弱不能统血而月经不调,出现月经提前时多时少,经行不净,经期较长,经色淡红。如果出现血崩,使用本方略显力量不足,应选用其他补气固涩之方后,可用此方善后。

组方特点

归脾汤归类于补血剂,而在归脾汤组方中,我们却看到许多补气药,且这些药占大多数,有个别医师不理解,如果按照现代中药的分类,在这个补血的方剂中,补血药只有当归和龙眼肉,且原方当归剂量并不大。方中四君子汤与炙黄芪,首先起到益气健脾的作用,当脾得补之后,如《灵枢·决气》所言:"中焦受气,取汁变化而赤,是谓血"。无论受气还是取汁,首先在脾,故而重用这几味药而补脾,脾为气血生化之源,脾旺则血生。

补血、补阴之药甚多,而本方却选用当归和龙眼肉,这是因为气主煦之,气虚就不能温煦,气有余便是火,气不足就是寒,因此要选择一些温药,当归与龙眼肉是温性的,与补气药相配,补益心脾。

方中酸枣仁酸、甘,可以补肝胆之气,清肝胆之热,同时还可以醒脾气。"虚则补其母","母能令子实",故补肝也能补心,有利安神。

远志味甘性温,有安神益志、祛痰开窍之功。主要有交通心肾、安神的作用。从其药名而论,志就是肾,故远志应入肾经,也入心经,所以能治疗心肾不交的失眠,同时也治心肾不足的健忘症。这里还要注意一点,方中用的是茯神而不是茯苓,是为了加强宁心安神的作用。

对于忧思伤脾,思则气结,方中加入少量木香以振奋脾气,使气结得解,补而不壅,滋而不腻,能够更好地发挥补气生血的作用。

此方加生姜 5 片、大枣 1 枚,调和脾胃以资化源,临床应用时不可忘记。

本方的配伍特点一是心脾同治,重点在脾,使脾旺气血生化有源,故方名归脾;二是气血并补,但重在补气,意在气为血之帅,气生血自生,血足则心有所养;三是补气养血药中佐以木香理气醒脾,补而不滞。正如《古今名医方论》中张璐所说:"此方滋养心脾,鼓动少火,妙以木香调畅诸气。世以木香性燥不用,服之多致痞闷,或泄泻减食者,以其纯阴无阳,不能输化药力故而。"

本方是治疗心脾气血两虚证的常用方,临床上应用以心悸失眠、体倦食少、便血或崩漏、舌淡、脉细弱为辨证要点。

归脾汤与补中益气汤同用参、芪、术、草以益气补脾,前者以补气药配伍养心安神药,意在心脾双补,复两脏生血、统血之职,主治心脾气血两虚之心悸怔忡、健忘失眠、体倦食少,以及脾不统血之便血、崩漏等;后者是补气药配伍升阳举陷药,意在补气升提,复脾胃升清降浊之能,主治脾胃气虚、气陷之少气懒言、发热及脏器下垂等。

临床医案

高某,女,48 岁,教师,2018 年 1 月 17 日就诊。

主诉:失眠半年。

病史:患者近半年来出现失眠,不易入睡,且多梦易醒,醒后入睡困难,伴心慌、乏力、头晕、气短,劳累及思虑后加重,纳食欠佳,二便尚调。

既往史:月经不调史,经期提前,色淡量少。

检查:神清,精神可,面色无华,双肺呼吸音清,心界不大,心音有力,律齐,心率 80 次 /min,未闻及杂音,腹软,双下肢不肿。心电图大致正常,血压 110/70mmHg,舌质淡红,舌苔薄,脉沉细。

西医诊断:失眠。

中医诊断:不寐。

辨证:心脾两虚。

治法:补脾养心,宁心安神。

处方:归脾汤加减。

方药:党参 20g   生白术 10g   茯神 10g   炙甘草 6g

| 炙黄芪 10g | 当归 10g | 木香 5g | 远志 10g |
| 龙眼肉 10g | 酸枣仁 10g | 生姜 5片 | 大枣 3枚 |

7剂,每日1剂,每剂水煎2次,将药汁兑匀,分2次口服。

二诊(1月24日): 服上药7剂,患者睡眠、心悸有所好转,但劳累后仍不易入睡,多梦,伴有乏力、气短,纳食欠佳。舌质淡,尖红,苔薄,脉沉细,根据患者舌脉证,诊断、立法同前,予前方加生龙齿20g(先煎),珍珠母20g(先煎),炒鸡内金20g,炙黄芪加量至20g,煎服方法同前。

三诊(1月31日): 患者失眠症状明显好转,仅醒后入睡时间长,伴汗出,心慌、乏力及头晕好转,纳食好转,舌淡红,苔薄白,脉沉细,据患者舌脉证,予前方加首乌藤20g,浮小麦20g,余不变,煎服法同前,继服7剂。

四诊(2月7日): 患者失眠改善,其他诸症缓解,嘱继服前方,14剂后停药,嘱勿过劳,畅情志,调整起居。

诊治思路: 该患者以失眠半年就诊,不易入睡,且多梦易醒,醒后入睡困难,伴心慌、乏力、头晕、气短,劳累及思虑后加重,且近半年来月经失调,辅助检查无明显异常。据患者病史症状、体征,考虑更年期综合征的可能。

中医认为思虑过度,劳伤心脾,据舌脉证辨证为心脾两虚,当治以补益心脾,养血安神。心藏神而主血,脾主思而统血,思虑过度,心脾气血暗耗,脾气亏虚则体倦、食少;心血不足,心神失养则见不寐、心慌、盗汗;面色无华,舌质淡,苔薄白,脉细沉均属气血不足之象。方中以人参、黄芪、白术、甘草甘温之品补脾益气以生血,使气旺而血生;当归、龙眼肉甘温补血养心;茯神、酸枣仁、远志宁心安神;木香辛香而散,理气醒脾,与大量益气健脾药配伍,复中焦运化之功,又能防大量益气补血药滋腻碍胃,使补而不滞,滋而不腻;用法中姜、枣调和脾胃,以资化源。二诊患者症状改善,仍纳差乏力,故加生龙齿、珍珠母宁心安神,鸡内金健脾和胃;三诊患者失眠好转,醒后汗出,入睡时间长,故加浮小麦、首乌藤敛汗养血安神。整个治疗过程以归脾汤为主加减,诸药合用,共奏调理心脾,养血安神之效。本方临床上治疗心脾两虚之失眠、心悸等症,无药物依赖性、耐药性及精神不振等不良反应,并能很好地改善患者头晕乏力、心悸、心烦等心脾亏虚的症状,有良好的临床疗效。

归脾汤类方之辨

加味归脾汤（《内科摘要》）

薛己在《内科摘要》中，对归脾汤进行了改进，加入了柴胡与栀子，成为加味归脾汤，意在行郁清热，防补之太过。

十全大补汤（《太平惠民和剂局方》）

与归脾汤有关的方剂还有十全大补汤，出自于《太平惠民和剂局方》，由八珍汤加黄芪、肉桂而成。全方性温而不热，平补有效，功能益气补血，为治男子与妇人诸虚不足之名方，"养气育神，醒脾止渴，顺正辟邪，温暖脾肾，其效不可具述"。总之本方主治诸虚不足，五劳七伤，不进饮食；久病虚损，时发潮热，气攻骨脊，拘急疼痛，夜梦遗精，面色萎黄，脚膝无力；一切病后，气不如旧；忧愁思虑伤动血气，咳嗽中满，脾肾气弱，五心烦闷等症。现代主要用本方治疗肿瘤化疗、放疗之不良反应及气血两虚所致的病症。

本方由 12 味药组成，归脾汤也有 12 味药，其中有 8 味药相同，归脾汤中有养心安神药远志、龙眼肉、酸枣仁；十全大补有白芍、熟地黄补血，肉桂温补肾阳。

六味地黄丸及其系列方的方证辨解

六味地黄丸是由金匮肾气丸化裁而来,临床以本方为基础衍化出众多系列方,其中补阴的方有知柏地黄丸、杞菊地黄丸、麦味地黄丸、都气丸、归芍地黄丸、耳聋左慈丸、加味地黄丸、明目地黄丸、左归丸、左归饮,补阳的方有肾气丸、济生肾气丸、十补丸、右归丸、右归饮。为了便于学习和区别,在本节中,我将诸方汇集在一起加以区别论述,并就肾病的病机和补肾之法一并列出。

六味地黄丸(地黄丸)(《小儿药证直诀》)

熟地黄八钱(24g)　　山萸肉四钱(12g)　　干山药四钱(12g)　　泽泻三钱(9g)

茯苓三钱(9g)　　牡丹皮三钱(9g)

功用:滋补肝肾。

主治:肝肾阴虚证。腰膝酸软,头晕目眩,耳鸣耳聋,盗汗,遗精,消渴,骨蒸潮热,手足心热,口燥咽干,足跟酸痛,小便淋沥,以及小儿囟门不合,舌红少苔,脉沉细数。

六味地黄丸的名称由来

六味地黄丸是中医十大名方之一,源于宋代钱乙《小儿药证直诀》,是补肾阴的基本方。本方从金匮肾气丸化裁而来,钱乙制此方时,谓小儿阳气甚盛,故去桂、附不用,被众医推广为滋补肾阴之祖方。本方名为六味,有两个意思,一是由熟地黄、山萸肉、山药、泽泻、丹皮、茯苓六味药组成;二是方中酸、苦、甘、辛、咸、淡六味俱备。历代诸多中医名家对六味地黄丸方论多有论述,对于组成药物的药理研究亦论述较深。现代医者对于六味地黄丸的临床应用较为广泛，可治疗内、妇、儿、五官科等多种疾患。因此我们对于六味地黄丸和其系列方必须有一深刻的认识，才能在临床运用中取得良好效果。

方证辨解

肾藏精，为先天之本，肝藏血，精血可相互转化，肝肾阴虚不足又常可相互影响。腰为肾之府，肾主骨生髓，齿为骨之余，肾阴不足则骨髓不充，故腰膝酸软无力，牙齿动摇，小儿囟门不合；脑为髓海，肾阴不足，不能生髓充脑，肝血不足，不能上荣头目，故头晕目眩；肾开窍于耳，肾阴不足，精不上承，或虚热上扰清窍，故耳鸣耳聋；肾藏精，为封藏之本，肾阴虚则相火内扰精室，故遗精；阴虚生内热，甚者虚火上炎，故骨蒸潮热，消渴，盗汗，小便淋沥，舌红少苔，脉沉细数。为此治宜滋补肝肾为主，适当配伍清虚热泻湿浊之品。

组方特点

六味地黄丸是补肾阴的基本方，是非常有名的方剂。六味地黄丸是由肾气丸减去附子、肉桂而成。这个方子的特点是"三补三泻"。"三补"是指熟地黄、山萸肉、山药，"三泻"是与三补相对应的，泽泻与熟地黄同用以补肾，牡丹皮与山萸肉同用以补肝，茯苓与山药同用以补脾。这里之所以既要补又要泻，就是要保护肾的阴阳平衡。六味地黄丸的主证是肾阴不足，虚火上炎，这种火是人身的根本，不能泻，不能损害。因为阳没有阴来制约，阳就会跑到上面，而产生虚火。上面有热，下面火也不安，临床上出现咽干、潮热、遗精等都是因此而引起的。因为阴虚不能制阳，阳不得入于阴就会引起失眠。另外由于阳的妄动，火动后扰动了精室就产生遗精。肾阴虚也可见腰腿酸软无力。诸多症状，归根到底都是肾阴虚，所以这是用"补"的原则。

我们在分析理解方剂的组成应当看到，本方在补肾阴的同时又照顾到补充肺、脾、心、肝之精的问题。方中熟地黄专补肾阴；山药不仅能够补气，还能养阴涩精，是肺脾两经的药；山萸肉可以补肝、补心。所以在补阴益精的同时又有收摄的作用。方中用牡丹皮主要是使相火不妄动，用泽泻和茯苓在清泄相火的作用又可使气分虚热下行，茯苓除了帮助泽泻利邪水外，更主要是它与山药配合起来还有清水之上源的作用，使得五脏之精能够下行藏于肾。全方六味药，三补三泻，开合兼顾，寒温不偏，三阴并补，正所谓"一阴一阳天地之道，一开一合动静之机"，非但治肝肾不足，实则治三阴并治之剂。

六味地黄丸几味药孰为主，孰为次，从分量配伍来看，熟地黄剂量最大为君，山萸肉、山药次之为臣，余三味药为佐使。由此可知，本方是以补肾阴为主。本方所用六味药不仅包含三补三泻，而且几乎每一味药之间都有交叉的关系，这些交叉的关系结合了脏腑的生理特点，是比较复杂的。所以在辨证治疗时，可以用某一个药为主药使用。

六味地黄丸创立至今方药组合，用量变化不大，而临床应用越来越广泛。说明本方组方合理，切合病机，疗效确实，从而具有持久的生命力，故历代医家以此方为基础方，不断扩展，加减运用，创制出多个类方。

补肾阴系列方证

知柏地黄丸

知柏地黄丸又名六味地黄丸加黄柏知母方，是个滋阴降火的方剂。

知柏地黄丸（《医方考》）

方药: 熟地黄 24g　　山药 12g　　　　山萸肉 12g　　　丹皮 9g
　　　　茯苓 9g　　　泽泻 9g　　　　知母 9g　　　　黄柏 9g

功用: 滋阴降火。

主治: 适用于阴虚火旺，骨蒸盗汗，面红口干，虚烦失眠，腰背酸痛，下焦湿热等。

方证辨解

这个方子为什么要用知母和黄柏呢？因为它的症状除了阴虚外，火旺的情况已很明显,有骨蒸劳热,且特别突出,在这种情况下,就需要适当地用一些苦寒泻火的药,把虚火、相火清了,然后才能保存真阴,才能使得不足之阴通过药物得到补充,因为火在就要消耗阴,要伤阴,所以要泻虚火。

临床体悟

使用此方时知母与黄柏应为盐知母、盐黄柏。清热燥湿一般用生黄柏,而本方治肾阴虚,咸入肾,故坚肾、清虚热用盐黄柏,治尿血、便血用黄柏炭。盐炒知母以下行入肾,如用盐炒黄柏则上行入肺,生用清热,滋阴降火。若治隐形血尿,可加白茅根、蒲黄炭;治慢性尿路感染,加金银花、连翘、车前子。

杞菊地黄丸(《麻疹全书》)

杞菊地黄丸即六味地黄丸加枸杞子、菊花,是滋肾养肝的一首名方。

功用:滋肾养肝明目。
主治:肝肾阴虚证。两目昏花,视物模糊,或眼睛干涩,迎风流泪等。

方证辨解

杞菊地黄丸是由于肾阴虚而累及肝,致肝阴亦虚。肝开窍于目,肾精上济于目。本方证主要症状是眼睛干涩,看东西不清楚,特别是看东西时间一长,眼睛就发胀,很累,这是因为"肝受血而能视",如果肝肾阴虚不足就会发生以上症状。因此在治疗时要加补肝阴、清肝热的药,所以加入了滋补肝肾的枸杞子和疏风散热的菊花。

麦味地黄丸(《医部全录》引《体仁汇编》)

本方原名八仙长寿丸,是在六味地黄丸基础上加麦冬、五味子,即都气丸加麦冬而成。

功用:敛肺纳气。

主治:肺肾阴虚,咳嗽喘逆,潮热盗汗。

方证辨解

麦味地黄丸即生脉饮去人参合地黄丸,本方主要考虑到肺阴、肺气,即虚喘而有潮热盗汗的问题,因此本方在六味地黄丸中加入了滋阴润肺的麦冬和收敛肺气的五味子。

临床体悟

治疗肺肾阴虚喘咳者时,我常用此方,但应注意,五味子一般用 6g,不应过量,这是因为五味子味酸咸较重,且炒熟用才有补益功效,生用则有治咳嗽的作用。

都气丸(《症因脉治》)

本方又名七味都气丸,为六味地黄丸加五味子。

功用:补肾纳气。

主治:适用于肾虚证,见气喘、呃逆等症。

方证辨解

都气丸即麦味地黄丸去麦冬,是治疗肾阴虚有虚火同时气上逆产生的虚喘。本方加五味子以增强肾的纳气作用。

归芍地黄丸(《汤头歌决正续集》)

又名归芍六味丸,即六味丸加当归、白芍。

功用:补肾养肝。

主治:适用于肝肾阴虚,头目昏眩,耳鸣,腰背酸痛,腿脚无力及月经不调等。

方证辨解

归芍地黄丸是地黄丸加入了补血养血的当归、白芍，这是因为肝藏血，肾藏精，精血同源，肝肾阴虚，体有血虚，血虚肾精不能上注清窍，所以见头目昏眩，耳鸣。精血不足，肾失所养故腰背酸痛，下肢无力和月经不调。

临床体悟

我在临床上经常用此方治疗妇女因肝肾阴虚引起的月经不调，如出现血虚可加大当归、白芍用量。

耳聋左慈丸(《重订广温热论》)

又名耳聋丸，柴磁地黄丸，为六味地黄丸加柴胡、煅磁石。

功用：滋阴潜阳。
主治：适用于肾虚火升，症见耳聋、耳鸣、眩晕等。

方证辨解

出现耳鸣、耳聋的原因很多，涉及的范围很广。《黄帝内经》有心开窍于耳和肾开窍于耳两种说法。从经络来讲，肝胆也都影响到耳。心虚和肾虚、肝胆相火、气虚等都能导致耳鸣、耳聋。本方证系因肾气不足引起。这是根据清阳的升和肾气的散而制订的。肾气不纳用五味子，清气不升用柴胡；磁石有平肝潜阳、聪耳明目作用，但此处应用煅磁石。

加味地黄丸(《外科枢要》)

本方由六味地黄丸加柴胡、五味子组成。

功用：滋阴清热。

主治:适用于肝肾阴虚疮疡,或耳内痒痛出水,或作渴发热、小便赤涩等。

明目地黄丸(《审视瑶函》)

本方即六味地黄丸加枸杞、菊花、当归、白芍、白蒺藜、石决明,也就是杞菊地黄丸合归芍地黄丸加白蒺藜、石决明。

功用:滋肾养血,平肝明目。

主治:适用于肝肾虚,阴血亏损,见视物模糊、夜盲、目涩多泪等。

方证辨解

本方治疗肝肾虚、阴血亏损的目视不明症,因此用杞菊地黄丸滋肾养肝明目,并用归芍地黄丸补肾养血益肝。方中用白蒺藜散肝风以明目,用石决明清肝热明目。诸药合用以达到滋肾养血平肝明目之目的。

左归丸(《景岳全书》)

本方为治疗真阴不足证的常用方,由六味地黄丸加减而成。

方药:大怀熟地八两(24g)   山药四两(12g)   枸杞四两(12g)   山茱萸四两(12g)
　　　川牛膝三两(9g)   鹿角胶四两(12g)   龟板胶四两(12g)   菟丝子四两(12g)

功用:滋阴补肾,填精益髓。

主治:真阴不足证。头晕目眩,腰酸腿软,遗精滑泄,自汗盗汗,口燥舌干,舌红少苔,脉细。

方证辨解

肾藏精,主骨生髓,肾阴亏损,精髓不充,封藏失职,脑窍失养,故头晕目眩,腰为肾之府,肾精亏虚则腰酸腿软,肾失封藏则遗精滑泄;阴虚则阳亢,迫津液外泄,故自汗盗汗;阴虚则津不上承,故口燥咽干;舌红少苔,脉细为真阴不足之象。故治宜壮水之主,培补真阴。

组方特点

此方为六味地黄丸去三泻,加枸杞子补肾益精,龟板、鹿角胶为血肉有情之品,峻补精髓,龟板胶偏于补阴,鹿角胶偏于补阳,取"阳中求阴"之意。菟丝子、川牛膝益肝肾,强腰膝,健筋骨,共奏滋阴补肾,填精益髓之效。本方是一补阴精的方子,主要适用于真阴不足之证。

左归丸是张介宾由六味地黄丸化裁而成,他认为"补阴不利水,补水不补阴,而补阴之法不宜渗",故去三泻(泽泻、茯苓、丹皮),加入枸杞、龟板胶、牛膝加强滋补肾之力;又加入鹿角胶、菟丝子温润之品,补阳益阴,于阳中求阴,即张景岳所谓:"善补阴者,必于阳中求阴,则阴得阳升而泉源不竭"之意。本方纯补无泻,阳中求阴是其配伍特点。

总之,方中重用熟地黄滋肾填精,大补真阴为君药。山茱萸养肝滋肾,涩精敛汗;山药补脾益阴,滋肾固精;枸杞补肾益精,养肝明目;龟鹿二胶为血肉有情之品,峻补精髓,龟板胶偏于补阴,鹿角胶偏于补阳,在补阴之中配伍补阳药取"阳中求阴之意",均为臣药。菟丝子、川牛膝益肝肾、健筋骨,俱为佐药。诸药合用共奏滋阴补肾、填精益髓之效。

临床体悟

本方现代运用于阿尔茨海默病(老年性痴呆)、更年期综合征,老年性骨质疏松症、闭经、月经量少属于肾阴不足、精髓亏虚者。

临床上应用本方在用要方需要注意,方中山药不是生山药而是炒山药,因为生山药强肾生髓,而炒山药补脾肾、益肺气。本方山药目的是以补脾益阴、滋肾固涩为主,取其补脾之涩性而固精。方中龟板胶与鹿角胶注明碾碎、炒珠,笔者认为还是用胶为好,以达到温润之效。方中牛膝原是川牛膝,笔者认为在临床用怀牛膝为好，因为怀牛膝偏于补肝肾，而川牛膝偏于散瘀血，引血下行。另外应用本方时为了防止熟地黄腻胃，应加一些砂仁，以防出现碍食欲、胸脘发闷之弊端。

笔者在临床常以此方为基础，与丹松生脉饮合方加减治疗疲劳综合征很有疗效。

左归饮（《景岳全书》）

左归饮为左归丸的附方，也出自于《景岳全书》，为纯补之剂，与左归丸同治肾阴不足证。

方药：熟地黄 ₉₋₃₀g　　山药 ₆g　　　　山茱萸 ₃₋₆g　　　枸杞子 ₆g
　　　　茯苓 ₄.₅g　　炙甘草 ₄.₅g

功用：补益肾阴。

主治：真阴不足证。腰酸遗泄，盗汗，口燥咽干，口渴欲欲，舌尖红，脉细数。

方证辨解

左归饮与左归丸均为纯补之剂，同治肾阴不足证。然左归饮皆以壮水之品滋阴填精，补力较缓，故用饮以取其急治，适宜于肾阴不足较轻之证；左归丸则在滋阴之中又配以血肉有情之味及助阳之品，补力较峻，意在以丸剂缓和之。

组方特点

本方即六味地黄丸去两泻（丹皮、泽泻），加用枸杞子补肾益精，又加用炙甘草以益气护胃。方中未说明山药是生是炒，然遵循左归丸应用炒山药为好。

补肾阳系列方证

关于肾气丸类方

六味地黄丸系钱乙从《金匮要略》的肾气丸减去桂枝、附子而成。

肾气丸和六味地黄丸一样，是一个主方，是一个基础方，是一个平补的方，是一个用于补气用的补虚方。肾气丸就是六味地黄丸加上附子和桂枝，以熟地黄易生地黄而成。

肾气丸（《金匮要略》）

方药： 干地黄八两(240g)　　薯蓣（山药）四两(120g)　　山萸肉四两(120g)　　泽泻三两(90g)

茯苓三两(90g)　　牡丹皮三两(90g)　　桂枝一两(30g)　　附子一两(30g)

功用： 补肾助阳。

主治： 肾阳不足，腰痛脚软，下半身常有冷感，少腹拘急，小便不利或小便反多，尺脉沉细，舌质淡而胖，苔薄白不燥，以及痰饮、消渴等。

方证辨解

肾气丸是治疗肾阳虚的方剂。肾的特点，是水火同居，一阳藏于二阴之间，是真阴、真阳都在里面。肾阴、肾阳是相互制约、相互为用的，阴没有阳不能化，是死阴，阳没有阴不能长，不能够安居，在下焦不能起到蒸化温养和气化的作用，因此在补阳的时候必须考虑到补阴，必须在补阴的基础上补阳。这样就可以"少火生气"，缓缓地补，慢慢地升，阳不暴生，即阳气在受补的同时不至于伤阴，而是与阴和，不会热，只是温。所以这个方子的名字称作肾气丸，而没有叫作肾阳丸。

阳如何补？补阳和补阴的关系如何？中医有一句话："善补阴者，当于阳中求阴，善补阳者，当于阴中求阳。"所以本方是在六味地黄丸的基础上加了一点桂枝、附子就可以补阳，正是这个道理。

为了证明肾气丸是个补阳的方子，我们可以从以上几个主治症状进行分析。本方主治腰腹以下冷，少腹拘急，这些是由于肾阳虚，下元不温而引起，特别是少腹拘急，可伴有腰酸无力。

小便不利或小便反多，是下焦气化的问题，气化要靠阳。肾开窍于二阴，司开阖、主二便，肾阳虚则气化失常，开阖也失常，故小便不利。

肾气丸也治消渴病的下消，即现在的 1 型糖尿病，这个病属于下焦，就是喝得多、尿得多，以及小便如膏滋、颜色发深，这是由于肾大亏即肾阳虚、肾气不足造成的。

另外肾气丸还治痰饮，《金匮要略》言："病痰饮者，当以温药和之"，"夫短气有微饮，当从小便去之，苓桂术甘汤主之，肾气丸亦主之"。这说明痰饮可以从脾论治，也可以从肾论治。"肾水泛为痰"，人的水、人的阴要保持正常，靠的是阳。由于人体的阳气足，脏腑的功能就强，就能正常地把有用的水留住，这是真阴，把没用的水排掉，就是小便。

组方特点

本方病机为肾阳亏虚，治宜补肾助阳，即王冰所谓"益火之源，以消阴翳"之理，方中附子大辛大热，为温阳诸药之首；桂枝辛甘而温，即温通阳气之要药，两药相合补肾阳之虚，助气化之复，共为君药。

然肾为水火之脏，内寓元阴元阳，阴阳一方的偏衰必将导致阴损及阳或阳损及阴，而且肾阳虚一般病程较久，多由肾阴虚发展而来，若单补阳而不顾阴，而阳无以附，无从发挥温阳之能，正如张景岳说："善补阳者，必于阴中求阳，则阳得阴助，而生化无穷"，故重用地黄滋阴补肾，配伍山茱萸、山药补肝脾而益精血，共为臣药。君臣相伍，补肾填精，温肾助阳，不仅可藉阴中求阳而增补阳之力，而且阳药得阴药之柔润则温而不燥，阴药得阳药之温通则滋而不腻。两者相得益彰。

方中补阳之品药少、量轻，而滋阴之品药多、量重，可见其立方之意，并非峻补元阳，即在微微生火，鼓舞肾气，即取其"少火之气，即生肾气也"。正如柯韵伯所云："此肾气丸纳桂、附于滋阴剂中十倍之一，意不在补火，而在微微生火，即生肾气也。"

方中再以泽泻、茯苓利水渗湿，配桂枝又善温化痰饮；牡丹皮苦辛而寒，擅入血分，合桂枝可调血分之滞，三药寓泻于补，俾邪去而补药得力，为制诸阴药可能助湿碍邪之虞。

诸药合用，助阳之药以化水，滋阴之药以生气，使肾阳振奋，气化复常，则诸症自除。

本方配伍特点有二：一是补阳之中配伍滋阴之品，阴中求阳，使阳有所化；二是少量补阳药与大队滋阴药为伍，旨在微微生化，少火升气，由于本方功用主要在于温补肾气且作内服，故名之"肾气丸"。

临床体悟

本方为补肾助阳常用方，切不可当作补肾阳之主方，助阳即阴中求阳，微升肾气，实则温补肾气，权可作为补肾气之方。

方中的附子和桂枝一定要少用，因为是补肾阳之虚，助气化之复，补肾阳是手段，助气化是目的。所以临床上附子和桂枝各用 6g 即可，如果把附子、桂枝用量再加大，就失去了滋阴助阳之本意。

特别要注意的是，方中用的是桂枝而不是肉桂，用少量桂枝是起温通阳气、助气化的作用，如果用肉桂是则温补肾阳，温中除寒，肉桂浑厚凝降,守而不走,偏暖下焦,助肾中阳气,于本方证不宜。

另外,本方中用的是干地黄,而六味地黄丸中用的熟地黄,其用意是防止附子、桂枝偏温之弊。

临床医案

李某,女,47 岁,农民,2017 年 2 月 15 日就诊。

主诉:双下肢水肿 1 年。

病史:患者近 1 年来出现双下肢水肿,晨起轻,午后重,颜面不肿,伴乏力,劳累后加重,纳食可,眠欠安,小便频,夜间 3~4 次,大便尚调。

既往史:已绝经,否认高血压、糖尿病及肾病史。

检查:血压 110/70mmHg,神清,精神可,双肺呼吸音清,未闻及干、湿啰音,心率 68 次 /min,心律齐,未闻及病理性杂音,腹软,双下肢水肿。肾功能正常,尿常规未见异常,舌质淡,舌苔薄白,脉沉细尺弱。

西医诊断:水肿原因待查。

中医诊断:水肿。

辨证:阳虚水犯。

治法:温补肾阳,利水消肿。

处方:肾气丸加减。

方药:生地黄 $_{24g}$　　怀山药 $_{12g}$　　山萸肉 $_{12g}$　　牡丹皮 $_{10g}$
　　　　茯苓 $_{9g}$　　　泽泻 $_{9g}$　　　附子 $_{3g}$　　　桂枝 $_{3g}$
　　　　白术 $_{10g}$　　薏苡仁 $_{20g}$

调 7 剂,每日 1 剂,每剂水煎 2 次,将药汁兑匀,分 2 次口服。

二诊(2017 年 2 月 22 日):患者服 7 剂后,自觉水肿较前有所减轻,每日午后仍有水肿,且劳累后加重,尿频好转,每晚 2~3 次。舌质淡,苔薄白,脉沉细尺弱。据患者舌脉证,诊断立法同前,前方加车前子

30g(包煎),猪苓 20g,14 剂,煎服方法同前。

三诊(2017 年 3 月 8 日):患者服上方后水肿明显好转,仅劳累后有轻度水肿发作,夜尿频已改善,每晚 1~2 次,舌淡红,苔薄白,脉沉细,前方去猪苓、车前子、薏苡仁,余同前,继服 14 剂,煎服法同前。

四诊(2017 年 3 月 22 日):患者无水肿发作,小便频数好转,嘱勿过劳。

诊治思路:该患者以"双下肢水肿伴小便频数"为主症,劳累后加重,查体无明显阳性体征,外院检查血尿常规、血生化、腹部 B 超、双下肢彩超均未见明显异常,故西医暂诊断为:双下肢肿原因待查,单纯对症治疗效果欠佳。

本案中医诊断为水肿,辨证为肾阳虚水泛,当治以温肾利水之法。二诊加车前子、猪苓、薏苡仁以增加淡渗利水,行气利尿之功。诸药合用,助阳之弱以化水,滋阴之虚以生气,使肾阳振奋,气化复常,则病情好转。

加味肾气丸

以肾气丸为主方的还有一个方子叫济生肾气丸,也就是加味肾气丸,是治疗肾虚水肿的常用方。

肾气丸(《济生方》)

方药:附子 15g　　熟地黄 15g　　肉桂 15g　　川牛膝 15g
　　　　山萸 30g　　炒山药 30g　　茯苓 30g　　车前子 30g
　　　　牡丹皮 30g　　泽泻 30g

功用:温肾化气,补水消肿。

主治:肾(阳)虚水肿,腰重脚肿,小便不利。

方证辨解

济生肾气丸由十味药组成,是在肾气丸的基础上加上车前子和川牛膝,治疗因肾阳虚,气化不行,不能变化水湿之证。本方证在肾阳虚出现各种症状的同时,特别见到脚肿、小便不利,这说明由于气化功能不行,膀胱中的小便出不来,邪水潴留,所以脚就肿。在补阳的同时用车前子和川牛膝利小便,车前子行气分之水,川牛膝行血分之水,就更能使水肿的水从小便而出。进一步说,两者虽都是利小便,但一个是在里的,是聚的,另一个是在浅层的,散的,这就是气。对于一些肾炎后期肾阳虚的小便不利、脚肿,用本方较好。

临床体悟

本方是治疗肾阳虚引起的水肿,主要是通过气化来完成渗湿作用。本方由肾气丸增入牛膝、车前子温肾利水以消水肿,常用于肾阳虚损的水肿、小便不利。要注意本方的药量变化较大,方中改变了肾气丸的组方剂量,为了加大利水渗湿之作用,方中六味丸中除熟地黄外,其余药物用量分别为桂、附、地、牛膝单味药的两倍。为了引水下行,方中用的是川牛膝而不是怀牛膝。另外还应注意方中的山药是炒山药而不是生山药,其目的在于发挥其补脾固尿利水之作用。

十补丸(《济生方》)

十补丸是肾气丸附方中的一个附方,具有补肾阳、益精血的作用。

方药: 附子 ₆₀g　　肉桂 ₃g　　　熟地黄 ₆₀g　　牡丹皮 ₆₀g

山茱萸 ₆₀g　　炒山药 ₆₀g　　茯苓 ₃₀g　　　泽泻 ₃₀g

鹿茸 ₃g　　　五味子 ₆₀g

功用: 补肾阳,益精血。

主治: 肾阳虚损,精血不足证。面色黧黑,足冷足肿,耳鸣耳聋,肢体羸瘦,足膝软弱,小便不利,腰脊疼痛。

临床体悟

十补丸系肾气丸加鹿茸、五味子温肾壮阳,补养精血。但方中的六味丸剂量改变较大,熟地黄、山萸肉、山药、牡丹皮各药用量是茯苓、泽泻用量的两倍,目的是加强补的作用,使补大于泻。方中附子用量较大,意在温补肾阳,而肉桂、鹿茸的用量很小,目的是助附子以温补肾阳。方中五味子防止肾中耗散欲脱之气,本方中的山药依然用的是炒山药。

右归丸(《景岳全书》)

右归丸是治疗肾阳不足、命门火衰的常用方。

方药:熟地黄 240g　　山茱萸 90g　　炒山药 120g　　附子 60-180g
　　　　肉桂 60g　　　枸杞子 90g　　杜仲 120g　　　菟丝子 120g
　　　　当归 90g　　　鹿角胶 120g

功用:温补肾阳,填精益髓。

主治:肾阳不足,命门火衰证。年老或久病气衰神疲,畏寒肢冷,腰膝软弱,阳痿遗精,或阳衰无子,或饮食减少,大便不实,或小便自遗,舌淡苔白,脉沉而迟。

方证辨解

肾为水火之脏,内寄命门之火,为元阳之根本。肾阳不足,命门火衰,失于温煦,甚则火不生土,影响脾胃纳运,故见气衰神疲,畏寒肢冷,腰膝软弱,或饮食减少,大便不实;肾主天癸而藏精,肾阳虚则天癸衰少,封藏之职,精关不固,宗筋失养,故见阳痿、遗精、不育或小便自遗。

组方特点

鉴于以上病因病机,故治宜益火之源,以培右肾之元阳,为此方中选用温补肾阳的附子、肉桂、鹿角胶培补肾中之元阳,温里祛寒为君药。方中熟地黄、山萸肉、山药、枸杞子滋阴益肾,养肝补脾,填精补髓,取"阴中求阳"之意,为臣药。方中又用菟丝子、杜仲补肝肾,强腰膝,配以当归养血和血,共补肝肾精血,为佐药。诸药合用,以温肾阳为主而阴阳相顾,肝、脾、肾并补,妙在阴中求阳,使元阳得以归源,故名"右归丸"。

临床体悟

本方系由《金匮要略》肾气丸减去三泻(泽泻、茯苓、牡丹皮)加鹿角胶、菟丝子、炒杜仲、枸杞子而成,增强补阳作用,不用泻法,保全补益之力,使药效专于温补。

本方配伍特点有二,一是补阳药与补阴药相配,则"阳得阴助,生化无穷",体现了"阴中求阳"的治疗原则;二是本方纯补无泻,集温补药与滋补药为一方,则益火之源之功尤著。

应注意方中用的是炒山药和姜炒杜仲,至于鹿角胶炒珠,笔者认为大可不必,亦可研末冲服。方中的山萸肉比肾气丸的用量要少,附子与肉桂的用量亦不可大,过大则失去了"阴中求阳"之法。

右归饮(《景岳全书》)

右归饮是右归丸的附方,此两方均为张介宾创制的温补肾阳名方。但右归丸较右归饮多出鹿角胶、菟丝子、当归,而不用甘草,故其温补肾阳、填精补血之力更强。

方药: 熟地黄 9~30g　　炒山药 6g　　　山茱萸 3g　　　枸杞子 6g

　　　　附子 6~9g　　　肉桂 3~6g　　　炒杜仲 9g　　　炙甘草 3g

功用: 温补肾阳,填精补血。

主治: 肾阳不足证。神疲,腹痛腰酸,手足不温,阳痿遗精,大便溏薄,小便频多,舌淡苔薄,脉虚细者;或阴盛格阳,真寒假热证。

临床体悟

此方治疗作用大体与右归丸相同,但药味较少,用量较轻,不失饮方之要。方中妙处在于使用炙甘草,目的在于补阳益阴的同时加上补气之功,使气阴、气阳并补。如果用黄芪与党参便失去补阴阳之意。

◇**关于肾与肾病的问题**

1. 关于肾病的病机

肾为"先天之本",肾脏元阴和元阳为人体生长发育之根,脏腑功能活动之本,一有耗伤,则诸脏皆病,故肾多虚证。肾病常见者有肾阴虚、肾阳虚、肾精不足、肾气不固、肾不纳气之五证。概肾虚之证皆由年高肾气亏虚,肾精不充;年幼肾气未充,禀赋不足,先天发育不良,后天调养失宜;久病伤肾,损伤正气;房事过度,耗伤肾脏元真之气;素体阳虚或温燥伤阴等所致。

肾阳虚证:一般以全身功能低下伴见寒证,腰膝痿软而痛,畏寒肢冷,尤以下肢为甚,头目眩晕,精神萎靡,面色白或黧黑,舌淡胖苔白,脉沉弱,或阳痿,妇女宫寒不孕;或大便久泄不止,完谷不化,五更泄泻;或浮肿,腰以下为甚,按之凹陷不起,甚则腹部胀满,全身肿胀,心悸,咳喘等。

肾阴虚证:多由肾脏阴液不足而引起,一般多见腰膝酸痛,眩晕耳鸣,失眠多梦,男子阳强不举,遗精,妇女经闭,或见崩漏,形体消瘦,潮热盗汗,五心烦热,咽干颧红,溲黄便干,舌红少津,脉细数等。

肾精不足证:以生长发育迟缓,生殖功能减退,及成人的早衰表现为依据。临床上大多为小儿发育迟缓,身材矮小,智力和动作迟钝,囟门迟闭,骨骼萎软,男子精少不育,女子经闭不孕,性功能减退,成人早衰,发脱齿摇,耳鸣耳聋,健忘恍惚,动作迟缓,足痿无力,精神呆钝等。

肾气不足证:一般以肾和膀胱不能固摄表现的症状。患者面色神疲,听力减退,腰膝酸软,小便频数而清,或溲后余沥不尽或遗尿,或小便失禁,或夜尿多,男子遗精早泄,女子带下清稀,或胎动易滑,舌淡苔白,脉沉弱等。

肾不纳气证:是肾气虚衰,气不归元所致。一般表现为久病咳喘,呼多吸少,气不得续,动则喘息益肾,自汗神疲,声音低怯,腰膝疲软,舌淡苔白,脉沉弱;或喘息加剧,冷汗淋漓,肢冷面青,脉浮大无根;或气短息促,面赤心烦,咽干口燥,舌红脉细数。

综上所述,我认为肾病凡见阳痿、遗精、早泄,皆为生殖功能异常表现;腰膝酸痛、下肢痿软,此即腰为肾之府、肾主骨所现;气喘即肾不纳气所致;耳鸣、耳聋,系肾开窍于耳,肾生髓不充所致;骨蒸劳热即阴虚内热盗汗外泄所为;

健忘即肾精不足,髓海不充之故;小便不利、尿闭、水肿多由肾阳虚损,气化失司,开门不利,水湿泛溢所致;尿频、遗尿多为肾气虚衰,封藏固摄失职,膀胱失约之故。

2. 关于补肾之法

肾有其自然的特点,肾虽为阴脏,但是水火同居,阳在阴中,阴阳互根,关系非常密切。肾阴只有得到肾阳的温化,才能变成有阳的阴,也就是说真阴中实际包含了阳,即所谓"肾为坎象",一阳寄于二阴之间。人们常说的死阴、邪水,就是因为阴没有阳来化,所以不能为人所用,阴也就不能真正地滋养人体,是为邪水。

由于肾中精气亏损的表现形式是多种多样的,因此在临床上要根据各种证候表现,分别予以各种补益方剂,其中最主要的就是补肾阴与补肾阳。

3. 关于补肾阴的问题

在补肾阴时,要注意以下三个问题:

第一,阴虚阳亢的问题。阴虚当然就阳亢,可是阳亢不是阴虚有热,不是阳亢了就需要治阳。我们习惯上讲滋阴降火,但不是必须降火,只有阴虚火亢的时候才需要滋阴和降火并用。"寒之不寒,是无水也","壮水之主以制阳光",用寒药来清热,并不能达到清热的目的,这是因为是阴虚,所以补阴才能制阳,才能使虚火平。因为这个热不是由于真正的阳盛,而是由于阴虚不能制阳,所以称为虚火上炎。阴和阳互相联系,因此在补阴时却不可伤阳,也就是说滋阴不可用大寒药。

第二,在补肾阴当中还应重视肝肾同源的问题,肝肾是母子关系,肝是靠肾阴来濡养的,肝阴是由肾阴而来的,即"水生木"。肝的特点是体阴而用阳,肝藏血,内寄相火。肝气条达,阴阳平衡,肝气正常舒展,才能正常发挥疏血功能。如果肝阴虚,相火自盛,都能使条达、疏泄失灵。因此肝阴与相火之间关系非常密切。而肝的阴又来源于肾,又是同在下焦,所以说肝肾同源,乙（木）癸（水）同源，因此在补肾时一定要注意与肝阴的关系。

第三，肺为水之上源，即肺与肾的关系，金水相生的问题。由于肾阴虚，虚火上炎，就使得肺热、肺燥。从生理功能上讲，肺不仅是输精于百脉，而且肺是主降的。肾除了先天之精还有后天之精，而后天之精就是水谷之精，它们皆藏于肾，然后再通过肾的阴阳气化作用上养五脏，因此没有水谷之精，就无法藏于肾。水谷之精源于五脏功能所成，如果肺气不能下降，也不能下藏于肾，因此说肺为水之上源。如此往复互补才能源源不断。

临床上我们用于补肾阴的方子，首选是六味地黄丸。

4. 关于补肾阳的问题
补肾阳往往用附子、肉桂等温热药，但实际上，从肾的特点来分析，单用桂、附是不行的，必须配补阴药。这是因为肾阳要受肾阴制约的，即所谓火在水中，只有充足的肾阴来制约肾阳，这个阳才能安静地在下焦起到温化的作用，不致僭越。如果我们单用肉桂、附子等热药补阳就会伤阴，阳不能安居于下就会妄动，就达不到补阳的目的，而且还造成了阴阳更虚的后果。一是因为补阳耗伤了阴液，二是补阳必须补阴来保持两者的平衡。阳的特点是动，火性炎上，而见咽干、目赤、鼻衄。另外阳虚时阴水得不到肾阳的温化，阴也不能起到正常的作用，就会造成邪水多，真阴少。利小便会使一部分邪水从小便而出，温化功能才得以恢复。关于引火归原的问题，也需要在补阴的基础上，肉桂、附子才能发挥作用。

我们学习了很多补肾的方。大致认为补肾阴的代表方是六味地黄丸，补肾阳的代表方是桂附地黄丸，补肾精的代表方是左归丸与右归丸，那么补肾气的方又是什么方子呢。在肾气丸方解中，柯韵伯云："此肾气丸纳桂、附于滋阴剂中十倍之一，意不在补火，而在微微生火，即生肾气也"。其立法之旨，并非峻补元阳，即在微微生火，鼓舞肾气，即取其"少火生气"，即生肾气也。因此笔者认为肾气丸是补肾气的方。如果用此方用于补肾阳，就须加大附子、肉桂之用量，就成为真正的桂附地黄丸，只是剂量的改变。目前在市场上销售的金匮肾气丸并不是肾气丸的原方,而是治疗肾阳虚水湿不化引起的水肿的济生肾气丸。

关于补肾之方,虽都是以六味地黄丸为基础方,但在用量上都有较大变化,如济生肾气丸,除熟地黄外,山药、山萸、泽泻、茯苓、丹皮都是熟地黄用量的两倍。右归丸中的山茱萸也由 120g 减至 90g。剂量的改变必须依证而治,既不可拘泥,也不可一概而论,必须重视量效的关系。

补肾的方子虽多,但方中所用山药有所不同,一般方子都用生山药,而济生肾气丸、左归丸、左归饮、右归丸、右归饮用的都是炒山药,在临床用方时应有所区别。

论五苓散证治的气化作用

五苓散是中医十大名方之一，为利水化气之剂。本方常用于急性或慢性肾炎、水肿、肝硬化水肿、心源性水肿、急性肠炎、尿潴留、脑积水等属于水湿内停者。本方源于《伤寒论》，"太阳病，发汗后，大汗出，胃中干，烦躁不得眠，欲得饮水者，少少与饮之，令胃气和则愈。若脉浮，小便不利，微热，消渴者，五苓散主之"。"中风发热，六七日不解而烦，有表里证，渴欲饮水，水入则吐者，名曰水逆，五苓散主之"。

五苓散（《伤寒论》）

方药：猪苓十八铢(9g)　　泽泻一两六铢(15g)　　白术十八铢(9g)　　茯苓十八铢(9g)

　　　　桂枝半两(6g)去皮

功用：利水渗湿，温阳化气。

主治：膀胱气化不利之蓄水证。小便不利，头痛微热，烦渴欲饮，甚至水入即吐；或脐下动悸，吐涎沫而头目眩晕；或短气而咳；或水肿、泄泻，舌苔白，脉浮或浮数。

从以上诸证来看，表现很庞杂，综合而看不外乎外有表证，内有水湿内停和痰饮。

方证辨解

《伤寒论》中原方治蓄水证，由太阳表邪不解、循经传腑导致膀胱气化不利，而致太阳经腑同病。所有主治病证皆因水湿而起，涉及肺、脾、肾三脏，水液代谢失调。首先我们必须明确本方证为太阳表邪未解故见头痛微热，循经入腑后膀胱气化失司故小便不利。水蓄不化，郁遏阳气，气不化津，津液不得上承，故渴欲饮水。膀胱水蓄不化，停于下焦，气化不行，不得出，所以以小便不通为主。饮入之水不得输布而上逆，致水入即吐，故又称"水逆证"。

由此可知,根源在膀胱水邪盛而不得出,上逆所致。

水湿内盛,泛溢肌肤则为水肿;水湿之邪下传大肠则为泄泻,水湿稽留肠胃,升降失常,清浊相干,则为霍乱吐泻;水饮停于下焦,水气内动,则脐下动悸,水饮上犯,阻遏清阳,则吐涎沫而头眩;水饮凌肺,肺气不利,则短气而咳。由以上诸证,可知本方证涉及脏腑较多,除肺、脾、肾之外,还有肠、胃,当然以膀胱蓄水为主。

五苓散病因、病机、病症分析表

病因	病位	病机	病症
太阳表邪不解,循经传腑,膀胱气化不利,太阳经腑同病	因水湿而起,涉及肺、脾、胃三脏,水液代谢失调	水蓄不化,郁遏阳气;气不化津,津不上承	渴欲饮水
		水饮上犯	吐涎沫,头眩
		水饮凌肺,肺气不利	短气而咳
		水湿稽留肠胃,升降失常,清浊相干	霍乱吐泻
		水湿之邪,下传大肠	则为泄泻
		水湿停于下焦,水气内动	脐下动悸
		水蓄膀胱,气化不行,不得出	小便不通
		水湿内盛,泛溢肌肤	则为水肿
膀胱水邪盛不得出		水气上逆	水入即吐(水逆证)

组方特点

本方由泽泻、茯苓、猪苓、白术和桂枝五味药组成,方中重用泽泻 15g 为君,以其甘淡、直达肾与膀胱,利水渗湿;茯苓、猪苓之淡渗增强其利水渗湿之力为君,佐以白术和茯苓健脾以运化水湿。又佐以桂枝温阳化气以助利水，解表散邪以祛表邪。《素问·灵兰秘典论》谓："膀胱者，州都之官，津液藏焉，气化则能出矣"。膀胱的气化有赖于阳气的蒸腾，故方中选用桂枝，但量不可过大，3g而已。《伤寒论》示服后当饮温水以助发汗，使表邪从汗而解。诸药配伍，甘淡渗利为主，佐以温阳化气，使水湿之邪从小便而去。

这里还要谈谈桂枝与泽泻的问题。方中所以用桂枝，是因为下焦气化不利而蓄水，因此必须加强气化的力量，而在利水的同时必须健脾温肾，所以用桂枝。但用量不宜过多，如有表证则用桂枝为好，没有表证则用肉桂为好，但用量要控制在3g以下。

方中以泽泻为主，用到15g，猪苓、茯苓是帮助泽泻利尿的，只用9g，再通过白术（用生白术）健脾，就可以更好地运化水湿，通过桂枝温阳而助气化。对于五苓散中各种药量的比例，我们要认真了解和理解，才能发挥利水渗湿、温阳化气的实际作用。

方剂变化

五苓散去桂枝叫四苓散（《丹溪心法》），其功用主要是健脾渗湿，治疗水湿内停证的水湿、泄泻、湿盛为濡泄。以四苓散（白术、茯苓、猪苓各一两半（各4.5g），泽泻二两半（15g）为基础，小便不利偏于寒的可加温中的炮姜，虚寒重的也可加官桂，对于痰重的水湿，亦可加陈皮和炙甘草。在应用此方时，泽泻的用量要大。

茵陈五苓散《金匮要略》，本方即五苓散加茵陈（茵陈4g，五苓散2g），功用是利湿退黄，主治湿热黄疸、湿重于热，小便不利者。这里要注意茵陈的用量是整个五苓散的一倍。治疗黄疸有几张方子，茵陈蒿汤治疗湿热发黄的阳黄，治疗寒湿的阴黄则用茵陈四逆汤，治疗湿重而热不盛时就用茵陈五苓散。

胃苓汤是五苓散与平胃散的合方,但另加乌梅与苏子煎汤送服。方中也可加木香、砂仁(香砂胃苓丸)、白术、丁香,其功用为祛湿和胃,行气利水,主治夏秋之间,脾胃伤冷,水谷不分,泄泻如水,以及水肿、腹胀、小便不利者。这个方子特别是水湿在肠胃而吐泻的时候应用最好。

◇五苓散与猪苓汤的区别

另外还有一个方子叫猪苓汤(《伤寒论》),即五苓散去桂枝、白术,加阿胶与滑石,其主要功用为利水、清热养阴。治疗水热互结的小便不利、发热、口渴欲饮、心烦不寐者,也可治疗血淋之小便涩痛、点滴难出、小腹满痛者。五苓散与猪苓汤的不同点是一个用桂枝和白术,一个用阿胶和滑石,一个是散剂,一个是汤剂。猪苓汤用药量大,治水热互结、小便不利而伤阴,甚至出血。阴伤还可以见到心烦,而且能够饮水,不会产生水逆,同时还会见到口渴或咽喉干燥。如何区别水热互结和膀胱蓄水证呢?很明显,小便不通、水停是一个方面,另外一个方面是虚热内扰。五苓散证舌苔是白的,猪苓汤证舌质是红的,脉是细数的。本方证虽为阴伤,但由于可能有出血而不能用桂枝,由于有热所以用阿胶,并用甘寒的滑石利尿。总之,猪苓汤和五苓散比较,寒热是要点,一治伤阴,一治气化不行。伤阴就必须用滋阴滑窍的药,则热随小便出,水热互结,热随水出。所以猪苓汤多用于泌尿系感染、肾炎、膀胱炎、产后尿潴留等属水热互结兼阴虚者。

临床体悟

1. 五苓散证中病症虽多,但其病因病机只有一个,即膀胱气化不利,水液代谢失调,因涉及肺、脾、肾三脏,故症状多见,切不可认为五苓散只有水肿一证。

2. 应用五苓散要注意剂量的配伍,切不可把桂枝与其他药等同,一般为3~6g 为好。但方中泽泻必须重用(15g),才能发挥利水渗湿、温阳化气的作用。笔者在临床中也等量用过,但总达不到消肿的目的,后来按原方剂量要求用之,消肿较为明显。

3. 本方证所以蓄水,是因为下焦气化不利,所以就得加强气化的力量,在利水健脾的同时要健脾温肾。温肾用桂枝还是肉桂,要看表证多少,表证明显用桂枝,肾阳虚用肉桂,这与肾气丸用桂枝与肉桂是一个道理。

4. 五苓散中用桂枝量虽小,但作用不可小视。第一,因为水蓄膀胱气化不利,故用桂枝助阳化气;第二,五苓散证,病因是太阳表邪未解,故用桂枝辛温解表;第三,中医认为"湿为阴邪,非温不解",五苓散证乃水湿为患,桂枝辛温,故助猪苓、茯苓、泽泻以化湿。

临床医案

付某,男,70岁,2018年2月26日入院。

主诉:恶心呕吐1个月,加重2日。

病史:入院前1个月,患者无明显诱因出现恶心呕吐,胃胀不适,呕吐物胃内容物,近2日患者呕吐较前加重,食入即腹胀呕吐,口渴欲饮,饮入则吐,至我院门诊诊治,考虑诊断"呕吐病",为求进一步诊治收入院。刻下症:进食及饮水后恶心呕吐,腹胀,纳呆,口渴,小便2日1次,大便少。既往史:20年前患结肠癌,手术治疗后痊愈。有慢性胃炎、反流性食管炎病史。

检查:血压130/80mmHg,上腹部硬满,压痛(+),舌淡红,苔薄,脉浮弦。查幽门螺杆菌(+),电子胃镜示食管炎、慢性浅表性胃炎,黏膜中度慢性炎伴中度活动期改变。电子肠镜示回肠息肉,回肠盲段黏膜慢性炎。尿素氮 12.65mmol/L,肌酐 283μmol/L,葡萄糖 8.29mmol/L,钾 3.70mmol/L,钠 132.60mmol/L。

西医诊断:慢性浅表性胃炎。

中医诊断:胃胀。

中医辨证:胃虚饮停,膀胱气化不利。

治法:健胃降逆,化饮利水。

处方:大半夏汤合五苓散。

方药:

| 半夏 18g | 生姜 18g | 党参 10g | 桂枝 12g |
| 茯苓 20g | 白术 10g | 猪苓 10g | 泽泻 10g |

2 剂,中药配方颗粒剂,水冲 400ml,早、晚各服 1 剂。

患者 26 日输液后呕吐清水半盆,不能进食,嘱晚上分多次少量服用中药,服药后未再呕吐,夜间小便多次,大便通利,第二天早上服药 1 剂,心下痞硬感好转,能少量进食,小便通利,大便次数增多,稀溏,改为健脾利水治疗,予六君子汤加减健脾益气,化湿和胃。

党参 10g	茯苓 10g	麸炒白术 10g	炙甘草 6g
清半夏 9g	陈皮 12g	白扁豆 15g	炒山药 10g
莲子 10g	砂仁 3g	焦神曲 10g	焦麦芽 15g

2 剂,中药配方颗粒剂,开水冲服,当晚 1 剂,次晨 1 剂。

患者服药后精神转佳,适量进食,未再呕吐,二便通利,复查肾功能正常。继予上方回家调养。

诊治思路:患者始病呕吐,病在中焦,胃虚不降,治疗适当,不难数剂而愈,迁延不愈,病及下焦,膀胱气化不利,水饮内停,饮停于胃,故食入饮入即吐,水液不能有效利用,故口渴欲饮,膀胱气化不利,故小便不利,"渴欲饮水,水入则吐者,名曰水逆,五苓散主之",治疗用大半夏汤健胃化饮降逆,调理中焦,五苓散通阳利水,调治下焦。服药后机体气化功能恢复,故小便通利,饮去而能食,水饮下趋大肠,故腹泻便多,脾虚症状显现,改用六君子汤合参苓白术散健脾利水以治本。

话议小柴胡汤

小柴胡汤是中医十大名方之一,是治疗伤寒少阳证的基础方,又是和解少阳法的代表法。临床应用以往来寒热,胸胁苦满,默默不欲饮食,心烦喜呕,口苦咽干,苔白脉弦为辨证要点。本方现代常用于治疗感冒,流行性感冒,疟疾,慢性肝炎,肝硬化,急慢性胆囊炎,胆结石,急性胰腺炎,胸膜炎,中耳炎,产褥热,急性乳腺炎,睾丸炎,胆汁反流性胃炎,胃溃疡等寒邪居少阳,胆胃不和者。对于本方我们应有一正确了解,才能在临床治疗上取得较好的疗效。

小柴胡汤(《伤寒论》)

方药: 柴胡 半斤(24g)　　黄芩 三两(9g)　　人参 三两(9g)　　半夏 半升(9g)

　　　炙甘草 三两(9g)　生姜 三两(9g)　　大枣 12枚

功用: 和解少阳。

主治: 1. 伤寒少阳证,往来寒热,胸胁苦满,默默不欲饮食,心烦喜呕,口苦咽干,目眩,舌苔薄白,脉弦者。

　　　2. 热入血室证,妇人伤寒,经水适断,寒热发作有时。

　　　3. 黄疸、疟疾以及内伤杂病而见少阳证者。

少阳病的特点

少阳病的特点在半表半里之间,由于发病的部位比较特殊,所以决定了可以从表而解,也可入里而病。邪在半表半里,无论是传变而来还是直中而来,都说明了人体正气不足。如果正气足,在表之邪可以正胜邪去,就不会入里。邪在半表半里,若用发汗解表的办法,邪无法出来,如用泻下法,病邪没有在里,没有积聚,没有形成实的阳明证,所以病在少阳,但居半表半里之间,只能用和解之法,使病去人不伤。

少阳证的特点

1. 往来寒热。少阳经脉循胸布胁，位于太阳、阳明表里之间，伤寒邪在少阳，邪正相争，正胜欲拒邪于表，邪胜欲入里并于阴，故往来寒热。对此有两种解释，往来寒热，就是热时不寒，寒时不热，或寒而后热，热后而寒，寒热交替。寒是由于正不胜邪，正气渐振，与邪争到一定程度就发热；寒热之后，由于正气没有战胜邪气而继续发寒，邪未能外出而解。

2. 胸胁苦满。也是因为少阳经循行于胸胁之间，气不得疏泄，所以胸胁苦满，胀而不痛。

3. 心烦喜呕，默默不欲饮食。是由于经气不利，郁而化火，上扰犯胃，熏心所以心烦，难受了之后，就默默不欲饮食。少阳证默默不欲饮食是阳证，与心烦等相伴。呕了之后，阳气一开，胆经郁气即舒。

4. 口苦咽干，目眩是少阳提纲证的主症，这是因为少阳相火郁而为热，故口苦、咽干，上犯清窍而目眩。

组方特点

小柴胡汤只有七味药，柴胡本身是少阳经发汗药，用柴胡来散少阳经之邪，并能疏泄气机之瘀滞，使少阳半表半里之邪得以疏散，为君药。用黄芩清在里之热，实际是清少阳之相火，为臣药。柴胡之升散，得黄芩之降，两者配伍，是和解少阳的基本结构。胆气犯胃，胃失和降，佐以半夏、生姜和胃降逆，生姜又有散邪作用，为呕家之圣药。正气不足，邪气可能入里，所以必须补足正气以防邪气入里。故方中佐以人参、大枣益气健脾，一者取其扶正以祛邪，二者取其益气以御邪内传。脾正气旺盛，邪无内向之机，使邪从表去。炙甘草助人参、大枣扶正，且能调和诸药，为使药。诸药合用，以解少阳为主，兼补胃气，使邪气得解，枢机得利，胃气调和，诸症自除。

纵观本方,既要透,又要清,既要祛邪,又要扶正。方剂本身是表里同治,寒热并用,补泻兼施,泻就是祛邪,补就是扶正。抓住小柴胡汤主要的证和配伍的精髓,临床上用时就可以适当的灵活变化应用。

◇关于"但见一证便是,不必悉具"的问题

《伤寒论》指出:"伤寒中风……但见一证便是,不必悉具。"这里"但见一证便是"的"一证"和"悉具"是一个辨证的说法。小柴胡汤证很多,包括往来寒热、胸胁苦满、心烦喜呕、默默不欲饮食、口苦咽干、目眩等,不是等这些症状都出现时才用小柴胡汤,所以"但见一证便是"是说只要看到小柴胡汤的一两个主症,可以反映少阳证的问题就可以用本方了。

对于"一证"既不可过宽,也不可过窄。过宽是说少阳证全部出现才用,过窄是说只有一个口苦或一个咽干就用小柴胡汤,必须从辨证的角度来看待这个问题,即只要看到少阳证的一两个主要证候就可以用小柴胡汤了。

小柴胡汤的运用

在本方的运用上,要做到当用才用,不能在小柴胡汤证没有出现时用本方,如外感时用本方过早,就会使少阳门户开,反使外邪入内。不要认为此方清和、表里、寒热、补泻都有,是平稳的方剂,就可以随便使用。不论是痢疾、疟疾、黄疸,还是热入血室,或妇女经期,只有见到少阳证时才可应用本方。

原文对于此方的用法,有些地方在现今就不太适用,如果患者体质壮实就不要用人参,如果胸胁苦满厉害,可以用桔梗、枳壳以调理升降之气;如果心烦喜呕,舌苔白,小便又不利的,除半夏之外还可以用茯苓以利湿;寒热重时,可以稍加大柴胡用量,不过用时要慎重;热重时柴胡与黄芩的比例要有所变化,黄芩的用量可以加大,若舌苔黄,要分清是里热还是食积,而决定用化热痰药还是清导药。在暑天湿重时,应去掉人参,可以加点藿香。

在小柴胡汤附方中有一个柴胡枳桔汤,即小柴胡汤去了一些扶正药(人参、大枣、炙甘草),加了一些祛邪药,枳壳、桔梗与陈皮,以行气清热化痰。本方证少阳郁证比较明显,有头晕、两头角痛、耳聋目眩、舌苔白滑、脉弦,故此时不宜用大量寒药,所以用小柴胡汤加减。枳壳、桔梗、陈皮畅胸膈之气,有助于透表。本方为我们在临床上加减使用小柴胡汤起到了示范作用。

临床医案

张某,女,64岁,2018年1月23日就诊。

主诉:咳嗽、咽痛1天。

病史:着凉后出现咳嗽、咽痛,有痰、易咳出,伴头晕,寒热往来,乏力,周身酸痛,两胁痛,进食可。

检查:血压130/80mmHg,双肺呼吸音粗,咽后壁发红,扁桃体无肿大,左侧额纹变浅,左侧鼻唇沟变浅,口角右偏,舌根苔白,左寸脉微浮,余脉弦细。血常规中性粒细胞百分比73.2%,胸片示双肺纹理增粗。

西医诊断:支气管炎,呼吸道感染。

中医诊断:咳嗽。

中医辨证:少阳失和,风热犯肺。

治法:和解少阳,疏风清热,利咽止咳。

处方:小柴胡汤合桑菊饮加减。

方药:

柴胡 18g	黄芩 10g	桑叶 10g	菊花 10g
桔梗 10g	苦杏仁 10g	连翘 10g	前胡 10g
瓜蒌皮 10g	荆芥 10g	薄荷 6g	甘草 6g

2剂,中药配方颗粒剂,开水冲服,每日1剂,分2次服。

2018年1月24日,患者咳嗽、咽痛好转,有痰、易咳出,头晕,寒热往来,流泪,乏力,两胁痛,纳呆,大便多日未排,舌根苔白,脉弦细。

柴胡 ₃₀g	黄芩 ₁₀g	清半夏 ₉g	生姜 ₉g
党参 ₁₀g	大枣 ₁₀g	甘草 ₆g	瓜蒌 ₃₀g
连翘 ₁₀g	薄荷 ₆g	桔梗 ₁₀g	枳壳 ₁₂g
夏枯草 ₁₅g	菊花 ₁₀g		

1剂,中药配方颗粒剂,开水冲服,每日1剂,分2次服。

2018年1月25日,咳嗽、咽痛明显好转,头晕、寒热往来好转,流泪见好,乏力好转,两胁痛减轻,纳呆,舌根苔白,脉弦细缓。

柴胡 ₃₀g	黄芩 ₁₀g	清半夏 ₉g	生姜 ₉g
党参 ₁₀g	大枣 ₁₀g	甘草 ₆g	瓜蒌 ₁₀g
连翘 ₁₀g	薄荷 ₆g	化橘红 ₁₂g	枳壳 ₁₂g
夏枯草 ₁₀g	菊花 ₁₀g		

3剂,中药配方颗粒剂,开水冲服,每日1剂,分2次服。

后电话随访,服药后痊愈。

诊治思路:患者咳嗽、咽痛、脉浮为风热犯肺表现,头晕、往来寒热、两胁痛为典型少阳失和,枢机不利,正邪交争表现,故用柴胡、黄芩和解少阳,透邪外出,兼清里热,桑叶、菊花疏散肝经风热,荆芥、薄荷辛透表邪,桔梗、甘草清热利咽,前胡、瓜蒌皮、苦杏仁调肺止咳。服药2剂,咽痛、咳嗽等风热犯肺症状减轻,头晕、往来寒热、胁痛等少阳失和、肝经风热缓解不明显,故二诊加大柴胡用量至30g,用小柴胡汤原方以和解少阳,扶正透邪,佐以夏枯草、菊花、薄荷疏散肝经风热,桔梗、枳壳、瓜蒌调肺止咳。服药后诸症缓解,继服3剂而愈。本病初期既有风热侵犯肝、肺两经表现,且有胁痛、往来寒热等少阳枢机不利、正邪交争表现,因虑半夏、生姜、党参、大枣温燥,恐于风热去除不利,故不用,实践证明是错误的,既然有往来寒热表现,说明患者正气不足,无力祛邪外出,就当用小柴胡汤原方加味。

小柴胡汤类方辨解

小柴胡汤是治疗少阳证的主方,而大柴胡汤是治疗少阳、阳明合病方,柴胡桂枝汤是治疗太阳阳明合病的方,柴胡加龙骨牡蛎汤却是一例和解湿热、扶正祛邪的方子,柴胡桂枝干姜汤不仅能和解少阳而且有温化水饮。

大柴胡汤(《金匮要略》)

方药: 柴胡 $_{15g}$　　黄芩 $_{9g}$　　　芍药 $_{9g}$　　　半夏 $_{9g}$

　　　　枳实 $_{9g}$　　生姜 $_{15g}$　　大黄 $_{6g}$　　　大枣 $_{4枚}$

功用: 和解少阳,内泄热结。

主治: 少阳、阳明合病,往来寒热,胸胁苦满,呕不止,郁郁微烦,心下痞硬,或心下满痛,大便不解或协热下利,舌苔黄,脉弦数有力。

方证辨解

本方证为少阳阳明合病。从其主治症来看,往来寒热,胸胁苦满,表明病变部位仍未离少阳,呕不止与郁郁微烦,则较小柴胡汤证之心烦喜呕为重,再与心下痞硬或满痛,便秘或下利,舌苔黄,脉弦有力等合参,说明病邪已进入阳明,有化热成实的热结之象。

在治法上,病在少阳,本当禁用下法,但与阳明腑实并见的情况下,就必须表里兼顾。《医方集解》说:"少阳固不可下,然兼阳明腑实则当下。"

组方特点

本方系小柴胡汤去人参、甘草,加大黄、枳实、芍药而成,亦是小柴胡汤与小承气汤两方加减而成,是和解为主、泻下并用的方剂。小柴胡汤为治伤寒少阳病的主方,因兼阳明腑实,故去补益胃气之人参、甘草,加大黄、枳实、芍药以治阳明热结之证。

纵观全方,方中重用柴胡为君药,配黄芩为和解清热,以除少阳之邪;轻用大黄配枳实以内泄阳明热结,行气消痞为臣。芍药柔肝缓急止痛与大黄相配可治腹中实痛,与枳实相伍以理气和血,以除心下满痛;半夏和胃降逆配伍大量生姜以治呕逆不止,共为佐药。大枣与生姜相配能和营卫而行津液,并调和脾胃,功兼佐使。

临床体悟

总之,本方既不悖于少阳禁下的原则,又可和解少阳,内泄热结,使少阳与阳明合病得一双解,可谓一举两得。正如《医宗金鉴·删补名医方论》所说:"斯方也,柴胡得生姜之倍,解半表之功捷;枳、芍得大黄之少,攻半里之效徐,虽云下之,亦下中之和剂也。"然较小柴胡汤易专于和解少阳一经者,力量为大名曰"大柴胡汤"。

应用本方时,既然为治疗少阳阳明合病,临床上亦应遵循"有一症悉具"原则必见往来寒热、胸胁苦满,同时必见心下满痛、呕吐、便结之阳明腑实证,但在用药时应有轻有重,重用和解之柴胡,轻用攻下之大黄,特别是方中生姜用量与柴胡并重,突出解半表之功。如果大黄用之太过,反而会伤正和引邪入里,故使用大柴胡汤一定要有度。

柴胡桂枝汤(《伤寒论》)

方药:柴胡~四两~ 人参~一两半~ 半夏~二两半~ 黄芩~一两半~

桂枝~一两半~ 芍药~一两半~ 大枣~六枚~ 炙甘草~一两~

生姜~一两半~

功用:发散表邪,和解少阳。

主治:发热,微恶风寒,肢节疼痛,微呕,心下支结(胃脘及胸胁似有物支撑感)不能食,口苦,苔白,脉浮或弦。

方证辨解

本方即小柴胡汤与桂枝汤两方各用半量的复方,为治少阳与太阳合病之剂。表证未解,故发热恶寒,肢节烦痛;邪入少阳,故呕而心下支结。

方中取柴胡之半,以解少阳之症结;取桂枝之半,以解太阳未尽之邪。外证虽在,而病机已见于里,故方名以柴胡冠桂枝之前,意在解少阳为主,而治太阳为兼,剂量虽小,为两解太少之轻剂。

柴胡桂枝汤主要用于太少同病,证势较轻者,后世常用此方加减治疗肝木乘脾之心腹挛痛,伤风发热,自汗或鼻鸣、干呕或庪气上攻,寒疝腹痛,风湿肢节疼痛。

柴胡加龙骨牡蛎汤(《伤寒论》)

方药: 柴胡_{四两}　　人参_{一两半}　　半夏_{二两半}　　黄芩_{一两半}

　　　　生姜_{一两半}　　桂枝_{一两半}　　茯苓_{一两半}　　大枣_{六枚}

　　　　龙骨_{一两半}　　牡蛎_{一两半}　　大黄_{二两}　　　铅丹_{一两半}

功用: 和解清热,安神镇惊,扶正祛邪。

主治: 胸满烦惊,小便不利,谵语,一身尽重,不能转侧,心下痞硬,冲气上逆,脐腹动惊,苔白或黄腻,脉沉弦细。

方证辨解

本方为和解镇静之剂,原为下正虚邪,痰热扰冲,三焦壅滞而设。由于邪热内陷,胸阳不展,故胸胁满闷;胃热上蒸,痰火扰冲,则烦惊谵语;邪阻三焦,决渎不行,故小便不利;枢热不利,经气壅滞则一身尽重,不能转侧。

病属虚实互见,表里错杂,故法当和解为主。方用桂枝、柴胡达邪外出而除身重;黄芩、大黄泄已陷之里热而止谵语,半夏、铅丹坠痰以止烦扰;茯苓合桂枝通阳化气而利小便;龙骨、牡蛎重镇安神;党参、生姜、大枣益气养营、扶正祛邪。如此配伍则内外错杂之邪自可尽解。

本方可治疗顽固性脱发、失眠、精神分裂症、脑膜炎后遗症、更年期综合征、惊悸及癫狂病等疾患。方中铅丹有坠痰镇惊作用,但性寒有毒,可用生铁落代替,亦可用赭石代替。

柴胡桂枝干姜汤(《伤寒论》)

方药: 柴胡_{半斤}　　桂枝_{三两}　　　干姜_{二两}　　　黄芩_{三两}

　　　天花粉_{四两}　牡蛎_{二两}　　炙甘草_{二两}

功用: 和解少阳,温化水饮。

主治: 胸胁满微结,小便不利,满而干呕,但头汗出,往来寒热,心烦者。

方证辨解

本方主治误治后少阳未解兼有水饮症结之证,系由小柴胡汤化裁而来。方中柴胡、黄芩同用和解少阳之邪;天花粉、牡蛎同用通饮开结;甘草、桂枝、干姜同用温化水饮,因不呕故去半夏,因胃气不虚,且水饮内阻,故去人参、大枣之壅补。此为疏利少阳半表半里之方,故初服正邪相争而见微烦,复服则表里之阳气通,汗出而愈。

本方临床应用甚广,能治寒多热少,但寒不热的疟疾,并常用于柴胡证兼津亏而有痰饮内结,冲逆作痛者,无论有无外感,诚多有效。

浅析小青龙汤证

小青龙汤是中医十大名方之一，为治疗表邪未尽，肺气失宣而咳嗽的常用方。西医学常用于上呼吸道感染、支气管炎、百日咳等病。

小青龙汤（《伤寒论》）

麻黄 三两(9g)	桂枝 三两(9g)	芍药 三两(9g)	半夏 半升(9g)
干姜 三两(9g)	细辛 三两(3~6g)	炙甘草 三两(6g)	五味子 半升(3~6g)

功用：解表蠲饮，止咳平喘。

主治：风寒外伤，水饮内停，恶寒发热，无汗，喘咳，痰多而稀或痰饮咳喘，不得平卧，或身体疼重，头面、四肢浮肿，舌苔白滑，脉浮者。

方证辨解

小青龙汤是麻黄汤去杏仁，桂枝汤去生姜的合方，再加上干姜、细辛、五味子而成。方中有几个对药，麻黄合桂枝，干姜合细辛，半夏、芍药合五味子。方中麻黄与桂枝相须为君，干姜与细辛为臣，半夏、芍药与五味子为佐药，炙甘草为使药。

本方证的病机特点是素有寒饮，又受风寒，致恶寒发热、无汗而喘咳的特征，所以需用麻黄、桂枝发散风寒以解表邪，且麻黄又能宣发肺气而平喘，桂枝化气行水以化在里之饮。由于本证伴阳虚、水湿不化而有痰饮而致咳喘。它的痰有特殊性，发作时为泡沫痰，色白而黏，很难咳出，属于寒痰，所以必须用温化为法。本方用较大量的麻黄和桂枝发散风寒，方中桂枝不仅温通宣肺,而且能温胸阳化痰饮。方中使用干姜、细辛,性质辛热,细辛散之力较强,有温通运化,通治上、中、下三焦寒饮的作用,能发散水中之寒。寒为无形之邪,水为有形之邪,无形之邪依附于有形之邪之中,要使其水寒分离出来,除可用干姜温脾阳、暖肺气之外,合细辛以助祛水饮,加上半夏降逆又可祛痰,它们互相合而祛水饮。

方中用白芍与桂枝有用意,使辛温发汗解表而不耗阴津,不耗伤阴血,起到佐制的作用。五味子在方中有两个作用,因为方中用麻黄、桂枝、干姜、细辛,辛热之品易伤肺气,故有五味子收敛肺气。二是防阴气耗散,肺气受伤。炙甘草在方中与芍药相配,与五味子相配,五味子补气之外,还有酸甘化阴的作用。因而祛邪而不伤正,治疗由外寒内饮产生的咳喘有效。

辨证要点

1. 本方是治疗外感风寒、寒饮内停之咳喘,临床应用以恶寒发热、无汗、喘咳、痰多而稀、舌苔白滑、脉浮为辨证要点。亦可用于"溢饮"及"支饮"咳逆倚息不得卧者。

2. 凡内有寒饮而造成的喘咳的患者,临床上常见有水色、水斑、水气三种表现。因为寒饮郁遏阳气,则面色多见青色或黧黑之色,或下眼睑处出现青暗之色,谓之"水色";寒饮阻滞,营卫气阻,运行不利,则面部可出现对称性色素沉着,谓之"水斑",水气停留于皮下,则见面部浮肿,眼睑轻肿谓之"水气"。水色、水斑、水气的出现是使用小青龙汤的望诊依据。

3. 本方的寒痰特征一是咳吐大量白色泡沫样痰,落地成水;二是咳吐冷痰,自觉痰凉如粉,痰色似蛋清样半透明,而且连续不断,相比而言,与燥痰或热痰胶粘难吐不难鉴别。

4. 患者常有短气、憋闷、窒息之感,重则咳逆倚息不得平卧,更重者则咳喘时涕泪俱出。极重者甚至会因水气上冲而突然昏厥。因此寒饮为病，与天气有关，天气暖和则病情缓解，天气冷时则病情加重。

5. 服用小青龙汤，症状缓解后不能再服，如过量服用则因燥伤肺使病情加重。一旦疾病缓解就应改用苓桂剂(苓桂术甘汤、苓桂杏甘汤、苓桂味甘汤、苓桂薏甘汤、苓桂枣甘汤等)温化水饮以善其后。

使用禁忌

小青龙汤的使用禁忌在《伤寒论》中没有记载，而在《金匮要略》中却有明文。《金匮要略·痰饮咳嗽病脉证并治》说："咳逆倚息不得卧，小青龙汤主之。青龙汤下已，多唾口燥，寸脉沉，尺脉微，手足厥逆，气从少腹上冲胸咽，手足痹，其面翕热如醉状，因复下流阴股，小便难，时复冒者，与茯苓桂枝五味甘草汤，治其气冲。"这一条详细论述了小青龙汤使用禁忌和误服本方后的变证，以及救治方法。说明下虚之人误用小青龙汤会造成动冲气、损肾气的后果。

大、小青龙汤的鉴别使用

大青龙汤是麻黄汤含桂枝汤去芍药加石膏组成，功用发汗解表，清热除烦，主治外感风寒，发热恶寒，寒热俱重，脉浮紧，身疼痛，不汗出而烦躁。

小青龙汤是麻黄汤去杏仁合桂枝汤去生姜，加干姜、细辛、半夏、五味子，功用解表蠲饮，止咳平喘，主治风寒外伤，水饮内停的恶寒发热，无汗喘咳，痰稀等证。

对于大小青龙汤的说法，古人曾经做了一些解释，大青龙汤能行云作雨，小青龙汤能够兴风作浪。实际就是指大青龙汤需汗畅出而解，小青龙汤是逐水饮。

小青龙汤的加减运用

1. 如果表证较轻,麻、桂的用量可酌减或者用麻黄不用桂枝。尽管受风寒轻,但还是引发素体的痰饮,所以咳喘加重,说明肺气虚,阳气虚,这都需要随病症的轻重、人体的虚实来加减的。

2. 小青龙汤治疗溢饮,水气泛溢于肌肤,水肿是由肺气受外寒所困,水道不得通利,所以肺气不降而见咳嗽时,适时应把干姜、细辛、半夏的用量适量减小,这是因为不仅内有寒饮,而且有水在肌肤之间,麻黄、桂桂的用量不能少,少了就不能达到开腠理的作用,汗出而不尽就不能见效。

3. 小青龙加石膏汤之所以加小量石膏,就因为有内热亦有烦躁症。要根据烦热程度而使用石膏量。

4. 射干麻黄汤也是小青龙的一个附方,本方是小青龙汤去桂枝、干姜,加射干、紫菀、款冬花,本方证的特征是素来有寒,在咳嗽发作时,痰不容易咳出,所以喉间如水鸡声,说明痰多,肺气闭而不得宣发,痰随气逆又不得出,所以用射干麻黄汤。方中麻黄重在宣肺,加上细辛、五味子、半夏,虽然没有干姜,但仍用生姜四两。对比《伤寒论》,《金匮要略》所载诸方里生姜用量更重,这是因为用意不同。桂枝汤里的生姜用来鼓舞胃气,兼散风寒,本方重用生姜,重在散水气,发散风寒,而干姜重在温化,两者是不同的,方中射干苦寒,用以治阴肿,兼以祛痰。紫菀、款冬花偏温,润肺化痰止咳。射干麻黄汤是内饮为患,风寒不多,没有寒热。

小青龙汤方论选录

张秉成《成方便读》中言:"名小青龙汤者,以龙为水族,大则可兴云致雨,飞腾于宇宙之间,小则亦能治水驱邪,潜隐于波涛之内耳。"

《伤寒论》云:"伤寒,心下有水气,咳而微喘,发热不渴。服汤已渴者,此寒去欲解也,小青龙汤主之。"

《金匮要略》言:"病溢饮者,当发其汗,大青龙汤主之,小青龙汤亦主之。"

临床医案

李某,女,48 岁,职员,2015 年 1 月 25 日就诊。

主诉:咳嗽喘息 1 个月,伴发热 6 天。

病史:患者 1 个月前受寒后出现咳嗽,咳白色稀痰,痰量多,咳甚喘息,夜间较重,时有四肢发凉,间断出现眼睑浮肿,患者自服感冒清热冲剂、沐舒坦、头孢呋辛酯等药物治疗,症状未见好转。近 6 天患者出现发热,口苦,咳嗽喘息加重,咳大量白黏痰,畏寒,眠差,便溏。曾在外院查胸片双肺纹理粗,血常规白细胞 $9.6×10^9$/L。予阿奇霉素、百服宁、复方鲜竹沥液等口服,症状未见好转。目前仍发热,咳嗽,咳白痰,喘息时作。既往无慢性支气管炎、支气管哮喘等病史。

检查:体温 37.8℃,血压 128/70mmHg,神志清,咽部略有充血,双肺呼吸音粗,未闻及干、湿啰音。心腹(−),双下肢不肿,舌淡红,苔薄白,脉浮滑数。

西医诊断:发热待查,喘咳待查,支气管炎,上呼吸道感染。

中医诊断:喘证(外寒内饮)。

治法:散寒解表,化饮止咳。

处方:小青龙加石膏汤。

方药:

麻黄 10g	桂枝 12g	干姜 9g	法半夏 8g
细辛 3g	五味子 12g	白芍 10g	炙甘草 9g
茯苓 10g	石膏 30g		

中药配方颗粒剂,7 剂,每日 2 次,冲服。

二诊:患者发热好转,仍有口苦,喘息减轻,仍有咳嗽,咳白稀痰,纳食可,二便可。舌淡红,苔薄白,脉细滑略数,调为苓甘五味姜辛汤,加石膏 15g,中药配方颗粒剂,7 剂,冲服,每日 2 次。

后随访服上药后诸症愈。

诊治思路:患者冬日受寒而发病,咳喘明显,痰稀白、量多。考虑外感风寒,内有痰饮,小青龙汤主之。后出现发热口苦,舌淡红,苔薄白,脉浮滑略数。因发热口苦,脉数,考虑已出现内有烦热之征象,痰饮重,烦热轻,故加石膏清热除烦。二诊时表证已除,体温恢复正常。喘咳减轻,咳白痰,但仍有口苦,若继续应用小青龙汤会出现燥热伤肺,使病情复杂加重,故用苓甘五味姜辛汤。发热虽止,但仍有口苦,脉数,内热未全除,石膏减半。

从大承气汤证治谈承气系列方

大承气汤是中医十大名方之一,是治疗阳明腑实的基础方,也是主方,又是寒下法的代表方。临床应用以痞、满、燥、实四症为辨证要点。现代常用于急性单纯性肠梗阻,粘连性肠梗阻、蛔虫性肠梗阻、急性胆囊炎、急性胰腺炎、幽门梗阻以及某些热性病过程中出现高热、神昏谵语、惊厥、发狂而见大便不适、苔黄、脉实者。目前由于西医学发展迅速,对于急腹症的治疗已经形成规范,各医疗单位很少使用中药治疗,但作为一个中医师来讲,此方不可不知,不可不晓,也许有朝一日在临床中使用本方会从中受益。

大承气汤(《伤寒论》)

大黄(后下)四两(12g)　　厚朴半斤(24g)　　枳实五枚(12g)　　芒硝(冲服)三合(9g)

功用:峻下热结。

主治:1.阳明腑证。大便不通,频转矢气,脘腹痞满,腹痛拒按,按之则硬,甚或潮热谵语,手足濈然汗出,舌苔黄燥起刺,或焦黑燥裂,脉沉实。

2.热结旁流证。下利清水,色纯清,其气臭秽,脐腹疼痛,按之坚硬有块,口干舌燥,脉滑实。

3.里热实证之热厥,痉病或发狂等。

方证辨解

本方为治阳明腑实的主方。本方证成因有两个,一是由伤寒之邪内传阳明之腑,入里化热;二是温病邪入胃肠,热盛伤津,燥屎不化,邪热与肠中燥屎互结腑实所致。

其病机为实热内结，胃肠气滞，腑气不通，故大便秘结不通，频转矢气，脘腹
痞满胀痛；燥屎结聚肠中，则腹痛拒按，按之坚硬；里热炽盛，上扰神明故谵
语；四肢禀气于阳明，阳明经气旺于申酉之时，热结于里，郁蒸于外，故潮热，
手足濈然汗出；舌苔黄燥或焦黑燥裂，脉沉实是热盛津伤、燥屎内结之证。

前人将本方证候特点归纳为"痞、满、燥、实"四字，具体解释为：
痞——即自觉胸闷塞不适，有沉重感；
满——脘腹胀满，按之有抵抗感；
燥——腹中燥屎干结不下；
实——实热内结，腹痛拒按，大便不通，或下利清水而腹痛不减以及潮热谵
语、脉实等。

热结旁流证，即燥结坚实于里，胃肠欲排而不能，逼迫津液从燥屎之旁流下
所致。

热厥、痉病、发狂等皆因实热内结，或气机阻滞、阳气受遏不能外达四肢；或
热盛伤津劫液，筋脉失养而挛急；或胃肠灼热上扰心神，神明昏乱等所造成。
总之，证候表现虽然各异，然其病机则同，皆是里热结实之重证，法当峻下热
结，急下存阴，釜底抽薪。

组方特点

大承气汤方药味简单，只有四味药，但峻下热结明显。方中以大黄为君，取
其苦寒通降、泄热通便、荡涤胃肠实热积滞为主。芒硝咸寒润降，泻热通便，
软坚润燥，以除燥坚，用以为伍。芒硝、大黄配合相须为用，突出一个"润"
字，泻下热结之功益峻。本方证由于实热内阻，腑气不行故佐以厚朴下气除
满，枳实行气消痞，合而用之，既能消痞除满，又使胃肠气机通降下行以助泻

下通便。四药合下,充分体现了针对痞、满、燥、实四症,共奏峻下热结之功。

大承气汤体现的治则与治法

本方峻下热结,承顺胃气之下行,故名"大承气"。吴鞠通在《温病条辨》说:"承气者,承胃气也……曰大承气者,合四药而观之,可谓无坚不破,无微不入,故曰大也。"

另外本方在治疗热结旁流,与热厥中还体现了两个治则:

热结旁流,治以大承气汤,是因"旁流"为现象,燥屎坚结才是本质,故用峻下,使热结得去,"旁流"可止,属通因通用之法。

热厥治以大承气汤,是因四肢厥冷为假象,里实热结是本质。所谓"热深者,厥亦深",四肢虽厥寒,但必见大便秘结、腹痛拒按、口干舌燥、脉滑等实热证候,故用寒下,使热结得下,气机宣畅,阳气敷布外达,而厥逆可止。这种旁下之法治厥冷之证,亦称为"寒因寒用"。

这里还要注意一下煎服法。方中枳实先煎,大黄后下,芒硝冲服。因大黄生用、后下则泻下之力峻,久煎则泻下之力缓,正如《伤寒来苏集》所说:"生者气锐而先行,熟者气钝而和缓。"

临床医案

吴某,女,68岁。主因"突发神昏伴右侧肢体不遂1天"入院。入院日期2017年12月4日。入院后患者症见:神昏,面色红赤,右侧肢体不遂,咳嗽,痰多,口气臭,大便数解。伸舌不能,脉弦滑。

查体:血压 160/100mmHg,心率 80 次/min,双肺呼吸音粗,可闻及湿啰音。神经系统检查:浅昏迷,双瞳孔等大等圆,对光反射存在,右侧肢体无自主运动,右侧巴宾斯基征(+)。头颅 CT:左侧丘脑出血破入脑室。

西医诊断:脑出血,丘脑出血破入脑室。

中医诊断:中风(中脏腑,痰热腑实)。

治法:通腑泄热。

处方:大承气汤加减。

方药:生大黄 $_{10g}$　　芒硝各 $_{10g}$　　厚朴 $_{10g}$　　　枳实 $_{10g}$

　　　丹参 $_{15g}$　　　胆南星 $_{12g}$　　全瓜蒌 $_{10g}$

　　　3 剂,水煎服,每日 1 剂,分 2 次鼻饲。

入院后给予监护,配合静点甘露醇注射液及醒脑静等药物,并保留鼻饲,鼻饲汤剂。

二诊:3 天后患者神清,右侧肢体不遂同前,咳嗽、咳痰好转,大便已解。舌质红苔黄少津脉弦滑。改前方为羚角钩藤汤加减。

　　　羚羊角粉(冲服)$_{0.6g}$　钩藤 $_{30g}$　　菊花 $_{10g}$　　浙贝母 $_{10g}$

　　　竹茹 $_{10g}$　　　　　白芍 $_{10g}$　　地黄 $_{10g}$　　胆南星 $_{6g}$

　　　丹参 $_{20g}$　　　　　石菖蒲 $_{10g}$　郁金 $_{10g}$　　地龙 $_{10g}$

　　　3 剂,鼻饲。

经治疗近 2 周,患者病情明显好转,神清,右侧肢体不遂好转,复查头颅 CT 左侧丘脑出血已明显吸收。前方服用 7 剂。治疗 4 周后患者病情平稳,神清,右侧肢体活动不利好转,复查右侧肢体肌力Ⅲ级。头颅 CT 示左侧丘脑出血已吸收。

诊治思路:患者高龄,年逾六旬,气血失和,肝肾亏虚,肝阳上亢,平素饮食不节,脾胃不和,聚湿生痰,风阳痰火蒙蔽神窍,气血逆乱,上冲于脑则见中脏腑重证,络损血溢,瘀阻脑络,而致卒然昏倒,不省人事。观四诊,辨证属痰热腑实之中风、中脏腑,治疗予泄热通腑,方用大承气汤加减,方中应用生大黄、枳实、厚朴、芒硝通腑导滞,胆南星、瓜蒌清热化痰,丹参活血通络。二诊,患者腑气已通,出现阴虚肝风内动之证,治疗予予羚角钩藤汤加减清肝息风,清凉开窍,其中羚羊角配合钩藤、菊花肝息风,白芍、地黄育阴,胆南星、贝母、竹茹、石菖蒲、郁金等化痰开窍,丹参、地龙活血通络。经治疗,患者病情平稳,神清,肢体不遂好转,收效颇好。大承气汤加减(星蒌承气汤)对于中风病痰热腑实证疗效肯定,但注意用量不可过大,中病即止,以免伤及正气。

几个承气汤证的组方及区别运用

大、小承气汤与厚朴三物汤方证区别

方剂名称	方药组成配伍			主治证候	服法
	君	臣	佐使		
大承气汤	大黄四两	芒硝三合	厚朴半斤 枳实五枚	阳明腑实证 痞、满、燥、实	得下,余勿服
小承气汤	大黄四两	枳实三枚	厚朴二两	阳明腑实证(热结) 潮热谵语,大便秘结,腹痛拒按	分二服
厚朴三物汤	厚朴八两	枳实五枚	大黄四两	气滞便秘(气闭) 脘腹满痛不减,大便秘结	分三服

学习大承气汤我们必须了解小承气汤与厚朴三物汤,由于这三个方证的病机不同,君、臣药不同,用量也不同。这里容易造成误解,不能机械地认为君药的分量最大。大承气汤中厚朴的量比大黄的量大(八两对四两,即24g 对12g),但"主病之谓君",君药还是大黄,大黄可以泄热积,可以清热,芒硝作为臣药,因为它味咸性寒能软坚润燥,协助大黄来泻除热积而燥实的大便。而厚朴、枳实都是下气的药,特别是枳实,是入大肠经和胃经的药,所以以这两味药为佐药,起到向下行气的作用,协助硝、黄来荡涤积滞。但必须注意,这里的大黄需后下才能达到预期的效果。

小承气汤（《伤寒论》）

方药：大黄_{四两（12g）}　　厚朴_{二两（6g）}　　　枳实_{三枚（9g）}

功用：轻下热结。

主治：阳明腑实证。谵语潮热，大便秘结，胸腹痞满，舌苔老黄，脉滑而疾，或痢疾初起，腹中胀痛，里急后重者。

方证辨解

小承气汤与厚朴三物汤都由大黄、厚朴、枳实三味药组成，但是它们的分量不仅变了，而且君臣佐使的位置也不同了。小承气汤的君药为大黄四两，枳实三枚为臣药，厚朴三两为佐使药。而厚朴三物汤中厚朴八两为君药，枳实五枚为臣药，大黄四两为佐使药。因为小承气汤是治疗热积，跟大承气相比是阳明腑实证中较轻的一个，着重于清热、泄热、泻实，这个实是有形之积，在肠胃是有形之积与邪热相合，所以称阳明腑实热积证，因此以大黄为主。大黄既能清热，又能荡涤肠胃。阳明腑实证有四个特点，即痞、满、燥、实，小承气汤证之痞、满、实都不重，热不甚，大便还没有燥极，所以就不用芒硝，而且枳实、厚朴的用量也小。因为有形之积，所以腑气不通，浊气填塞在上，浊气不得降，大便不通，既用大黄来除痞满，同时也用它下气的作用，以加强大黄推荡的力量，所以小承气汤以大黄为君，枳实为臣，厚朴为佐，大黄本来是治疗热结的，在本方中是取其下气除满，有助于推荡而已。大黄本身主要是入阳明经的，是大肠经直接的引经药，直接泻下，因此在本方中大黄是使药。这里还要注意一点，小承气汤是分两次服的。

厚朴三物汤虽然也由大黄、厚朴、枳实组成，其中用大黄也是四两，但分三次服，每次为一两三钱，而小承气汤分两次服，相当于每次服二两大黄，所以说厚朴三物汤大黄的量实际上是减少了。如果厚朴三物汤加上芒硝就是大承气汤，可是大承气汤去掉芒硝不能叫小承气汤而是厚朴三物汤。所以我们对于这三张方子，要从服法和实际用量才能理解承气汤的含义。从药量来说，小承气汤其他的药用量都少，枳实为三枚,厚朴为二两,而厚朴三物汤这三味药与大承气汤中相同。厚朴三物汤与大承气汤的证治有很大不同,其方功效没有泄热,纯粹是针对一种气不通降的病证,大便不行,腹胀、腹痛,服痛拒按还是喜按,所谓"腹满不减,减不足言",凡是腹胀没有减轻的时候是实证,不要误认为腹满是有形之邪。厚朴三物汤方证是由于气不通而大便不行,而不是热伤了津液,肠道干燥,因此用泻火的大黄量不大,而用枳实、厚朴的量较大,以加强行气。

调胃承气汤(《伤寒论》)

方药: 大黄_四两(12g)　　　炙甘草_二两(6g)　　　芒硝_半升(9g)

功用: 缓下热结。

主治: 阳明病胃肠燥热证。大便不通,口渴心烦,蒸蒸发热,或腹中胀满,或为谵语,舌苔厚黄,脉滑数,以及胃肠热盛而致发斑吐衄,口齿咽喉肿痛。

方证辨解

调胃承气汤由大黄、芒硝、甘草三味药组成,主治阳明病,胃肠燥热,大便不通,口渴心烦,腹中胀满或谵语,舌黄脉滑。本方两个特点,第一,本方只用芒硝、大黄,不用枳实、厚朴,而且同时加入甘草,因为芒硝、大黄相合,泻下的作用非常猛烈,通过甘草可以缓和。缓的意思是因为大便燥结在里,如用药太猛只能去掉肠中没有结实的部分,燥结的大便未必能下,而且大黄是苦寒的,芒硝是咸寒的,只用这两味药会伤了胃气,所以用甘草来调和一下,既保卫胃气,又通过益气增强推荡燥结的作用,本方采取的手段与用枳实、厚朴不同。这里要注意,本方所用甘草是炙甘草,用量只有 6g。第二,调胃承气汤可以一次温顿服之,也可以少少温服之。主要用其清胃中燥热,所以胃气不和、谵语是由于胃中燥热而致。用调胃承气汤微和胃气,这是清法,而不是泻下法,可以说调胃承气汤是攻补兼施。要根据舌苔黄、干、厚腻程度进行辨证。本方证是舌苔黄,脉滑数,舌质红。几个承气汤都一样,热越盛,舌红越深。

复方大承气汤

方药: 厚朴 (15~20g)　　炒莱菔子 (15~30g)　枳壳 (15g)　　　　桃仁 (9g)

　　　赤芍 (15g)　　　大黄 (9~15g)　　芒硝 (9~15g)

功用: 通里攻下,行气活血。

主治: 单纯性肠梗阻,阳明腑实而气胀较明显者。

方证辨解

还有一个复方大承气汤,选自《中西医结合治疗急腹症》,此方有大承气汤(枳壳易枳实)加炒莱菔子、桃仁、赤芍而成,其行气导滞、活血祛瘀作用增强,适用于单纯性肠梗阻而气胀较重者。方中重用厚朴、莱菔子下气除胀,更配枳壳、大黄、芒硝荡涤积滞而除梗阻,桃仁、赤芍活血化瘀兼能润肠,既助诸药泻结,又可防止梗阻导致局部血瘀,以及可能引起的组织坏死,所以对于急性肠梗阻而气胀较重者有一定疗效。

增液承气汤(《温病条辨》)

方药: 玄参 一两 (30g)　　麦冬 八钱 (25g)　　　细生地黄 八钱 (25g)　大黄 三钱 (9g)

　　　芒硝 一钱五分 (5g)

功用: 滋阴增液,清热通便。

主治: 阳明温病,热结阴亏,燥屎不行,下之不行者。

方证辨解

增液承气汤由玄参一两、麦冬八钱、细生地黄八钱、大黄三钱、芒硝一钱五分组成,用以滋阴增液,清热通便,治疗阳明温病、热结阴亏,燥屎不行,下之不行者。本方是增液汤和调胃承气汤去甘草合方,但要注意生地黄、玄参、麦冬的用量要大,如果用量小,就谈不上增液润燥的作用。所以在增液汤中加上了芒硝、大黄,以增加人体的阴液,更好的润燥泻积除热。

在临床上,由于某些患者体弱,或者治疗不当,失去治疗时机,即应下失下,如阳明腑实、阳明热积应该用寒下而没用,会使热结更甚,造成了阴液损伤,阳气损伤,主要是阴伤,既要对人体的气血阴阳(主要是补气补阴),又要祛除热积。在这种情况下,祛积是主要的,通过补益气阴达到泻下热积的目的。先父曾治疗一例肠梗阻的患者,这个患者年近50,因肠梗阻住院,体瘦,腹痛腹胀,口干舌燥,先父便选用三才承气汤治疗(人参、天冬、生地黄、大黄、芒硝、枳实、厚朴)治疗,一剂温顿服,即大便下,腹痛解。先父高凤棋治疗气虚型肠梗阻,常使用三才承气汤益气补阴以扶正,清热通便以祛邪,效果明显。

以承气命名的方子很多,我们必须深刻了解每个方剂的组成特点、用药剂量,以及病因病机,辨证选方用药适当,才能起到应有的作用。几个承气汤药味不多,结构严谨,加减适宜,煎服有变,攻补得当,效果亦显。中心问题要对痞、满、燥、实应有深刻了解和认识,才能不失时机治愈诸证。

百方
辨解

第二部分
三方联读

中医方剂学中,有部分方剂有相似或相关的证治,其细微之处值得医者推敲与辨别,从而在辨证论治中受益,故此处选十组方剂进行联读讲解。

谈轻宣润燥三方治咳

燥邪为六淫之一,为秋季主气,属于阴邪,与寒邪同属一类,但是不像寒邪那么重,故古人言"燥为次寒""燥为小寒"。燥的性质是收敛的,就是干的意思。正因为它是收敛的,所以津液不得布散,于是就产生了燥。燥邪的第二个特点是容易从火化,外燥分为温燥和凉燥。内燥是属于脏腑津亏液耗所致的病证,根据发病的部位有上燥、中燥、下燥之分,累及脏腑有肺、胃、肾、大肠之别。一般而言,燥在上者多责之于肺,燥在中者多责之于胃,燥在下者多责之于肾。在治疗上,外燥易轻宣,内燥易滋润。

润燥剂的使用特点

1. 要区分内燥还是外燥。在外燥中要注意分别是凉燥还是温燥。凉燥在临床上比较少见,因为在晚秋和初春的时候,特别是久旱不雨的时候,人体容易感受外邪,即为凉燥,凉燥所以少见是因为燥容易从火化,时间稍长一些即容易化热化火,比风寒郁而化热更快。尽管少见,治疗时必须辨别清楚,如果是凉燥而用了治温燥的方法就会留邪,咳嗽就不易治好,而且由于用了凉润的药,所以会使病症拖得时间更长了,只有用轻宣温润的办法,才能好得快。

2. 如果患者素有湿痰,在用润药除燥的时候,特别是治疗内燥时一定要防止留痰,因为润药是滋腻的,会使患者的痰更加不容易排出,所以在润药里也一定要配伍祛痰的药,如桑杏汤中就加了祛痰的象贝母。

3. 在治疗内燥的时候,如有阴血、精、津、液亏虚,则要用滋润的药来补虚,与此同时也要考虑脾胃的问题。因为中焦脾胃为生化之源,如果滋腻太过,脾胃运化功能跟不上,就会伤胃生痰,不能正常化生阴血、津液。这是滋阴的一个总的原则。

下面介绍三个轻宣外燥的方剂。

杏 苏 散

杏苏散(《温病条辨》)

苏叶 9g	半夏 9g	茯苓 9g	前胡 9g
桔梗 6g	枳壳 6g	甘草 3g	生姜 3片
橘皮 6g	杏仁 9g	大枣 3枚	

功用:轻宣凉燥,宣肺化痰。

主治:外感凉燥。头微痛,恶寒不甚而无汗,咳嗽痰稀,鼻塞咽干,苔白脉弦。

方证辨解

凉燥证与表寒证不同。

1. 杏苏散治疗凉燥所伤而见头微痛、无汗,这些症状虽与表寒证相似,但两者是不同的。本证由于燥邪伤肺,肺气不得布散,津液不得向外传递,故皮肤干燥,因为没有发热,故与表寒证不同。表寒证是头痛、发热、恶寒、无汗、身痛。凉燥是次寒所伤,而见咳嗽吐稀痰、鼻塞,这是因为肺气不宣,津液不布,聚而为痰;鼻为肺窍,肺气不固,故鼻塞、咽干。

2. 与风寒证相比,凉燥证比较轻,头微痛、无汗、咳嗽有痰、痰稀而黏、咽中不适、脉弦、寸口弦细都是病在肺的表现,并不深入。本方证不是表寒证,而是凉燥证。本方证的痰不是湿痰,痰也不多,所以苔白较干,苔不厚不腻,这是因为一部分津液由于肺气不能布散聚而成痰,所以使用杏苏散把痰排出来。

组方特点

《素问·至真要大论》说："燥淫于内,治以苦温。"凡是燥邪伤人,治以苦味而性温的药。因为燥邪所伤在肺,肺气上逆而咳,而苦能下气止咳,所以本方证使用杏仁,既可润肺,又可以宣肺解表,还可以下气止咳。苏叶是个辛温解表药,既能入气分又能入血分,但它与桂枝不同。苏叶能行气,配合杏仁可以消痰。方中有个二陈汤,是祛痰的祖方。本方是在杏仁、苏叶这两个药宣肺、下气、润肺、除痰的情况下,再配合二陈汤祛痰止咳。使用时要注意二陈汤的药味剂量,一般来讲分量要轻。前胡苦辛微寒,是治疗热痰的,能下气祛痰止咳。按理说在本方证中不应当用寒药,此处用前胡与银翘散用荆芥穗作用相似,是为佐制苏叶、半夏之温燥。另外方中还用了桔梗和枳壳,一升一降,助杏仁、苏叶理肺化痰,桔梗和枳壳可以治胸满不痛、上焦的气不通利,通过一升一降来理肺气。由此可以看出本方除用于温燥证,还可用于治疗风寒感冒咳嗽,通治四时感冒。

桑 杏 汤

桑杏汤(《温病条辨》)

桑叶——钱(3g)　　杏仁——钱五分(4.5g)　　沙参——钱(6g)　　象贝母——钱(3g)

香豆豉——钱(3g)　　栀皮——钱(3g)　　梨皮——钱(3g)

功用:轻宣温燥,润肺止咳。

主治:外感温燥,邪在肺卫。身不甚热,干咳无痰,咽干口渴,舌红苔薄白而干,右脉浮数大。

方证辨解

桑杏汤是治疗外感温燥的方剂,它的见症为身热、口渴,这是因为温燥外袭,肺津受灼,伤于肺卫,其病较轻,故身热不甚。燥气伤肺,耗津灼液,肺失清肃,故口渴、咽干、鼻燥。本方主症是干咳无痰,或痰少、黏而难出,这是因为温燥所伤,津液聚而成痰,加上温热之性,所以痰就变黏了,不容易咯出来。舌苔虽然是白的但比较干,舌体红,脉浮数。

温燥证与表热证区别

本方证类似风热表征,与桑菊饮证比较,这个方证可见身热口渴或有头痛,是温燥为患,所以不用桑菊饮中的那些药,而在凉润药中加了一个栀子豉汤,清泄气分之热。本方剂以桑叶为主轻宣燥热,透邪外出;杏仁宣利肺气,润燥止咳,共为君药。豆豉辛凉助栀子轻宣透热;贝母清化热痰,助杏仁止咳化痰;沙参养阴生津,润肺止咳,共为臣药。栀子皮质轻而入上焦,清泻肺热;梨皮清热润燥,止咳化痰,均为佐药。本方为辛凉甘润之法,轻宣凉润之方,使燥热除而肺津复,则诸症自愈。

临床体悟

在应用本方时应注意以下四点:第一,象贝即是浙贝母,它与川贝母不同。浙贝母味辛、苦,性微寒,功能与川贝母差不多,但辛散清热之力大于川贝母,故用于外感咳嗽。第二,这里的沙参应为北沙参,北沙参体重质坚,性味甘凉,用于养阴清肺、生津益胃。而南沙参体较轻质松,性味苦寒,清肺火而养肺阴,兼有风热感冒而肺燥热者使用。第三,方中的栀子用的是皮而不是栀子。生栀子用于泻火,炒栀子或栀子炭用于止血,栀子衣即栀子皮用于清肺与皮表之热,栀子仁用于清内热、去心烦。第四,方中用梨皮不可少,虽药房没有,也一定嘱咐患者煎药时加一些梨皮以清热润燥,止咳化痰。

本方在临床上常用于上呼吸道感染、急性或慢性支气管炎、支气管扩张、百日咳等证属外感温燥,邪犯肺卫者。

我在临床上治疗燥热咳嗽使用较多,临床上只要见到咳嗽少痰、口渴口干、舌红少苔或薄白者均可使用,但在剂量上要比原方重一些。

清燥救肺汤

清燥救肺汤与桑杏汤病机区别

清燥救肺汤所治的症状与桑杏汤不同，外感温燥之邪较重，所以头痛身热，属于温燥伤肺之重症。这个证在秋冷气候干燥时，燥热伤肺，故干咳无痰，口渴鼻燥，兼有心烦，说明内在的燥和热比较重。正因为燥热重，肺既不能宣又不能降，所以气不通，故见胸胁满痛。舌质红，舌干无苔是燥邪所伤。虽然是干咳无痰，实际上是有痰，所以有的患者舌上是薄白苔而干燥，与原方主治舌干无苔有所不同，另外脉是细数的，所以用清燥救肺汤治疗，就是《黄帝内经》所说的"诸气膹郁皆属于肺"。因为里边燥热盛，肺津大伤，肺气被困，标志着内部病重，肺受伤重，所以要救肺，否则进一步发展就会肺热叶焦，发为痿病，肺痿还会影响到肾，所以必须用清燥救肺汤来治疗。

组方特点

治疗此证法当轻宣润燥与养阴益气兼顾，忌用辛香苦寒之品，以免更加伤阴耗气。方中重用桑叶，质轻性寒，轻宣肺燥，透邪外出，为君药。温燥犯肺，温者属热宜清，燥性则干宜润，故臣以石膏辛甘而寒，清泄肺热；麦冬甘寒养阴润肺。石膏虽沉寒，但用量轻于桑叶，则不碍君药之轻宣；麦冬虽滋润，但用量不及桑叶之半，自不妨君药之外散。君臣相伍，宣中有清，清中有润，是轻宣润肺的常用组合。《难经·十四难》云："损其肺者益其气"，而土为金之母，故用人参益气生津，合甘草以培土生金；胡麻仁、阿胶助麦冬养阴润肺，肺得滋润则治节有权；《素问·脏气法时论》曰："肺苦气上逆，急食苦以泄之"，故用少量杏仁、枇杷叶苦降肺气，以上均为佐药。甘草兼能调和诸药，是为使药。全方宣、清、润、降四法并用，气阴双补，且宣散不耗气，清热不伤中，滋润不腻膈，是为本方配伍特点。

临床体悟

应用本方时应注意以下几点：第一，桑叶一定要重用，石膏用量要比桑叶少。这是因为本方重点是散肺中风热，兼有生津止渴作用，桑叶除了入肺经也入肝经，石膏入胃经也入肺经，肺中的津液和肺中之气皆由脾胃而来，如用大量大寒的石膏必伤胃，又如何生津呢？第二，原方的石膏用煅石膏，前人目的是因为石膏大寒，而且是沉降下行的，煅一煅可以去石膏之性。一般来讲，现在临床上一般是不用煅石膏的应当改用生石膏。第三，方中用了少量人参，可以用太子参代替人参，或用小量北沙参，但不要用大量。第四，如果病程较长，痰又黏又黄又稠，不好咳出来，可以加瓜蒌、贝母清化热痰，利于排痰。第五，如果患者素来阴虚，或肺阴虚，或阴虚而肝火旺，造成肺燥阴虚，这是人往往受了外邪，特别是燥邪，极容易化热，使用此方也可。

小结

总之，对于外燥证，杏苏散轻宣凉燥，理肺化痰，适用于外感凉燥，亦可用于风寒伤肺咳嗽。

桑杏汤与清燥救肺汤均治温燥，但桑杏汤轻宣温燥，用于温燥外袭，肺津受灼之轻证，以身热不甚、干咳少痰、右脉数大为辨证要点。

清燥救肺汤清燥润肺，养阴益气，用于燥热伤肺，气阴两伤之重证，以身热轻、干咳较频、气逆而喘、脉虚大而数为辨证要点。

从白虎汤的衍化三方谈起

白虎汤原为治阳明经证的主方,也是治阳明气分热盛的基础方和代表方,本方组成比较简单,只有四味药,即石膏、知母、甘草、粳米。临床上用以身大热、汗大出、口大渴、脉洪大为辨证要点。现在多用于气分热盛的感染性疾病,如大叶性肺炎、流行性乙型脑炎、流行性出血热、牙龈炎以及小儿夏季热、糖尿病、风湿性关节炎等。临床上以此方加减变化的白虎加人参汤(《伤寒论》)、白虎加桂枝汤(《金匮要略》)、白虎加苍术汤(《类证活人书》)、竹叶石膏汤(《伤寒论》)、泻白散(《小儿药证直诀》)和玉女煎(《景岳全书》),各方中都含有白虎汤的全部或部分药物,可以说竹叶石膏汤中含有白虎汤中的三味药,泻白散和玉女煎内分别含有白虎汤中的二味药,两方合起来会出现一个完整的白虎汤,为了较好地了解各个方剂,现分别介绍如下。

白 虎 汤

白虎汤(《伤寒论》)

石膏 一斤(50g)　　知母 六两(18g)　　炙甘草 二两(6g)　　粳米 六合(9g)

功用:清热生津。

主治:气分热盛证。壮热面赤,烦渴欲饮,汗出恶热,脉洪大有力

方证辨解

白虎汤有四大证:大热,大汗出,大渴,脉洪大。除此而外要看舌苔津伤程度,脉洪大有力到什么程度,这些都是衡量热和津伤程度的标志。

本方证病因由伤寒化热内传阳明之经,或温邪由卫及气,皆能出现本证。也有

医家认为本方证或从桂枝汤转入，或从麻黄汤证转入，或不药而人体自我抵抗后转入。概而言之其病理为胃肠热化，其病位在胃肠，重点在胃，表现为胃功能亢进而见胃热之证。里热炽盛故壮热而不恶寒；胃热津伤，可见烦渴引欲；里热蒸腾，逼津外出，则汗出；热盛于经而脉洪大有力。对于本方证必须认识到由热产生的问题首先是津液伤，无形的是热在内消耗津液，有形的是热蒸汗出，汗出越多津液就消耗越多，一个在里自己消耗，一个在外津液外出而蒸热汗出。

组方特点

本方证气分热盛，但未致阳明腑实，故不宣攻下；热盛津伤，又不能苦寒直折，唯以清热生津法最宜。因为白虎汤治疗的气分热是大热，因此要用大寒的药，故方中重用辛甘大寒的石膏，它主要入阳明经，兼入肺经，透热出表以除阳明气分之热，但它具有一定的生津作用而没有发汗的作用，是透泄邪热的药，在清热的同时可以透邪外出，所以为本方君药。

由于石膏清热有余，生津不足，而苦寒质滑的知母入肺、胃、肾，具有较好的滋阴生津的作用，用为臣药，一助石膏清肺胃之热，二滋阴润燥救已伤之阴津。石膏与知母合用可增强清热生津之功。

为防止大寒伤中之弊，所以要考虑胃气的问题，用炙甘草和粳米来养胃气，补肾阴，同时甘草和石膏也能更好地甘寒生津，用粳米是取水谷之精以生胃津养胃气，炙甘草在其中调和诸药为佐。四药相配共奏清热生津，止渴除烦之功，使其热清津复，诸症自解。

临床体悟

应用白虎汤需注意，本方用之重效但也易伤人，除四大主证之外，还有脉洪大是否有力的问题，如气分热盛，气阴两伤就应当用白虎加人参汤来治疗。所谓避免

"始为热中,继为寒中",白虎汤与白虎加人参汤症状相同,而后者脉洪大无力,同时见到恶风,或背部微恶寒,因为背为阳之位,此时应加人参以补气生津。

本方立夏以后、立秋前可服,上了年纪的人不可与服之,立秋之后不可服,冬春季节,气温正偏低时,也不可以服用,若误服以后就可见呕吐、下利、腹痛。

本方诸气血虚者亦不可服,"得之则腹痛利者"。气血不足的吐血和便血,或是长期失血、长期气血虚不是热证而是虚寒证。

服用白虎汤的方法是顿服,而白虎加人参汤是分三次服。

方中的石膏应为生石膏,千万不能用煅石膏,煅石膏是外用敛疮祛湿止痒,并不作内服,而生石膏能清热生津。至于原方中石膏的用量是一斤,在临床上千万不要以此来折算,亦不可墨守成规来使用,一般以 30g 为宜。

方中是用粳米生胃津养胃气,不可用糯米来替代,因为糯米是养肺的。方剂学中只有在泰山磐石散中用的才是糯米。如果没有粳米可用生山药来代替。

玉 女 煎

玉女煎(《景岳全书》)

石膏三至五钱(9~15g)　熟地黄三至五钱或一两(9~30g)　麦冬二钱(6g)　知母一钱半(5g)

牛膝一钱半(5g)

功用:清胃热,滋胃阴。

主治:胃热阴虚证,头痛,牙痛,齿松牙衄,烦热干渴,舌红苔黄而干,亦治消渴、消谷善饥等。

方证辨解

所谓玉女煎，从名字上可以知道，玉女代表阴，代表水，本方就有滋肾水、清阳明的作用。所以本方证为少阴不足，阳明有余。对于少阴不足，一是素体肾阴不足，二可以从舌质和脉象分辨，脉数而尺弱，舌根却无苔。对于阳明有余，必须从经络循行来认识，阳明之脉上行头面，入上齿中，阳明气火有余，胃热循经上攻，则见头痛、牙痛；热伤胃经血络，则牙龈出血；热耗少阴阴精，故见烦热口渴、舌红苔黄、口干，此为火盛水亏相因为病，而以火盛为主，治宜清胃热为主，兼滋肾阴。除此而外，还可见到鼻衄，均因胃火有余而引起。

组方特点

本方由白虎汤演变而来，变化的特点是加上补肾阴的药物。方中只有石膏、知母、熟地黄、麦冬、牛膝、五味药组成。方中石膏辛甘大寒，清阳明有余之火而不损阴，故为君药，知母主要清肺胃之热，也能滋阴，和石膏相配清阳明之热，清热滋阴。两者泻胃火有余，治疗肾阴不足的力量不够，所以又加上麦冬与熟地黄。麦冬微苦甘寒入肺、胃、肾，清热养阴与滋阴，熟地黄甘而微温，滋肾水之不足，两者合用补肺阴、胃阴和肾阴，麦冬助熟地黄滋肾而润肺燥且可以清心除烦。熟地黄与石膏君臣相伍，清火壮水，虚实相顾。知母苦寒质润，滋清兼备，一助石膏清胃热而止烦渴，二助熟地黄滋养肾阴。牛膝可以导热下行，也可以引血下行，而且还能行血分之水，使其从小便而出（如济生肾气丸），牛膝的另一个作用是补肝肾之阴，是一个补而兼行的药物。从而达到降上炎之火、止上溢之血的功效。总之本方的配伍特点是清热与滋阴共进，虚实兼治，以治实为主，使胃热得清，肾水得补，则诸症可愈。

方剂加减运用

凡火盛者，可加栀子、地骨皮以清热泻火，血分热盛，齿衄出血较多者，去熟地黄,加生地黄、玄参以增强清热凉血之功。对于牙齿疼痛和牙齿松动,此因齿为骨之余,肾主骨,肾阴虚有火,可加龟甲和黄柏以滋阴降火,而且龟甲还可以补肾。此外,本方加天花粉可治消渴。

临床体悟

清胃散与玉女煎同治胃火牙痛。但清胃散重在清胃火,以黄连为君,属苦寒之剂,配伍升麻意在升散解毒,兼用生地黄、丹皮等凉血散瘀之品,功用清胃凉血,主治胃火炽盛的牙痛、牙宣等症。

玉女煎以清胃热为主,而兼滋肾阴,故用石膏为君,配伍熟地黄、知母、麦冬等滋阴之品,属清调之剂,功能清胃火,滋肾阴,主治胃火旺而肾水不足的牙痛及牙宣诸症。

清胃散中的黄连虽为君药但用量较少,才 3~5g,但不是一成不变的,要根据天气变化与胃热程度可加量。由于黄连苦寒,如用此药,胃热气分之热除了,但血分之热未除,故方中用了牡丹皮、生地黄与当归。对于升麻原方标注一钱,在《脾胃论》中为 9g,而《兰室秘藏》中只标注 6g,由于"火郁发之",不能发之太过,我认为用量以 6g 为好。

玉女煎方中用的是熟地黄以滋肾阴,而且重用,如果血分热盛牙龈出血时可改用生地黄,也可生、熟地黄并用。方中的牛膝,因为功用是引血下行,故应为川牛膝,如果牙龈松动,补肾时可使用怀牛膝,必要时,川牛膝、怀牛膝也可并用。

临床上如果见到肾阴虚,虚火上炎,同时有脾阳虚,大便溏稀,石膏与知母用量要少,此外有个别患者服用熟地黄出现便稀,可减量使用,并可加炒白术与炒山药两味药健脾止泻而不燥。

在临床中我经常用玉女煎治疗消渴证和干燥综合征,用清胃散治疗口腔溃疡。

泻 白 散

泻白散(《小儿药证直诀》)

地骨皮—两(30g) 炙桑白皮—两(30g) 炙甘草—钱(3g) 粳米—撮

功用:泻肺清热,止咳平喘。

主治:肺热咳嗽,甚则气急欲喘,皮肤蒸热,日晡尤甚,舌红苔黄,脉细数。

方证辨解

本方主治肺有伏火郁热之证,这种热可以由外感而生,也可以由内伤所致。外感后期可以见到泻白散证。但也有因素来身体不好,又有肝火,也可以见到泻白散证。

对于本证,在肺热咳嗽气喘的同时,也可以见到气虚而面肿的症状。

肺属金,其性凉,既主宣发,又行肃降之令,寒过了,或者热过了,肺气就不能升降,其气上逆,就容易产生咳喘。如果病久,肺气受伤,所以由咳而变喘。这个喘不是痰喘,而是咳嗽气逆、气喘,严重时还可以见到面红面肿。小儿常见,大人也有。

关于皮肤蒸热,应与肺痨相区别。此热不属于外感发热而是伏热渐伤阴分所致,故热以午后为甚,其特点是轻按觉热,久按若无,与阳明之蒸蒸发热、愈按愈盛者有别。舌红苔黄、脉象细数是热邪伤阴分所致。

组方特点

泻白散药物组成很简单,容易记忆,两个皮(炙桑白皮、地骨皮),加上白虎汤中两个不重要的药,即甘草和粳米,可是我们有很多医生用泻白散时很少开粳米,甚至忽略此方有粳米一事。

这个方子用药很有特点。首先是桑白皮,桑白皮是甘寒之品,性降,专入肺经,清泄肺热,平喘止咳为君药。桑白皮不单泄肺中之热,还能泻水和利水,从而使肺热下行从水道而解。由于肺有病,肺气伤,不能肃降,所以小便也不通利。另外肺有热,肺气逆,水道不通,津液不能正常布散所以有痰,而桑白皮也有除痰之效。此药除痰是除痰之根源,即有"正本清源"之意。这里的桑白皮应当蜜炙,可稍减其寒性,偏于润肺,而生桑白皮多用于利水。

地骨皮甘寒入肺,可助君药清降肺中伏火,为臣药,为甘寒之品,能治疗骨蒸潮热。有医者认为"有汗用地骨,无汗用丹皮"。本品能够入肺泻火,入肾凉血,由于其能泻肺火,也能入阴分凉血,上清肺下清肾,所以它有生津养阴的作用,但是不能作为补阴的药物使用。李东垣对地骨皮有个解释,从天地来讲,地是阴,从皮毛筋骨来说,骨为里,可是它又是骨的皮,皮又是在表,人身之表,所以说地骨皮这味药"既能够治疗上热,也能治疗下热,特别是表里浮游之邪。"所以用其来清热是很好的。但本药对于脾胃虚寒,大便溏薄者应禁用。因此,桑白皮与地骨皮需蜜炙,可以润肺缓和其寒性。这两个药合起来主要是清肺中之热,肺中之热实际上是一种虚热。

由于本方证本身是虚热,用甘寒之品需要顾及脾胃。卫气来源于肺,肺气来源于脾胃,所以本方用了甘草和粳米。粳米既补益脾胃,又能清肺,这里的甘草可以生用,也可以炙用。生甘草性平,泻心火作用大,热盛时用。炙甘草可以甘缓和中,益气作用大。原文炙甘草为一钱(3g),据考证,《小儿药证直诀》的版本有错误,李时珍当时写的是五钱。这里要注意,白虎汤与竹叶石膏汤、泻白散用的都是粳米,而不是糯米,泰山磐石散用的才是糯米,糯米不仅养脾胃之气,还补肺气,粳米既补益脾胃,又清肺。有些医者临床上习惯不用粳米而用山药,是因为用粳米后汤药易混浊,容易粘锅。山药这味药有三大功效,一是气阴双补,二是脾、肺、肾兼治,三是略兼涩性,故用在此处最为合适。

这个方剂就这么四味药,治疗的病有虚有实。本方证最主要是由外邪引起的,外邪久留不去,而且肺气已伤,肺热未清。所以本方的特点是清中有润,泻中有补,既不是清透肺中实热治其标,也不是滋阴润肺以治其本,而是肃降肺中伏火以清郁热,对小儿"稚阴"之体具有标本兼顾之功,与肺为娇脏、不耐寒热之生理特点相吻合。现代将本方用于小儿麻疹初期、肺炎或支气管炎等属于肺中伏火郁热者。

临床体悟

本方治疗小儿时是用在感冒后期。小儿发热时多用清肺的药,但用清肺药后,外感之邪不容易清除。曾有"伤风咳嗽不能用麦冬"之说,即外感风寒不能用寒凉滋腻之品,用了容易留邪。但是由于北方天气干燥,冬季又有暖气,更加重了燥,所以也可以用一些麦冬。

如果肺经热重者,可加黄芩、知母等以增强清泄肺热之效;燥热咳嗽者可加瓜蒌皮、川贝母等润肺止咳;阴虚潮热者,加银柴胡、鳖甲滋阴退热;热伤阴津、烦热口渴者,加天花粉、芦根清热生津。

治汗三方依因而辨

汗证是临床常见多发病,有自汗、盗汗、战汗、黄汗、头汗、半身汗出等。临床上比较常见的是自汗和盗汗。宋代陈无择在《三因极一病证方论》中对自汗和盗汗命名早有明确说明:"无问昏醒,浸浸自出者,名曰自汗;或睡着汗出,即名盗汗,或云寝汗",从文意推断,陈氏认为盗汗实则包含在自汗,而《景岳全书》言:"汗出一证,有自汗者,有盗汗者。自汗者,然无时,而动作则益甚;盗汗者,寐中通身汗出,觉来渐收",指出醒时汗出为自汗,寐中汗出为盗汗。

现代认为气虚则自汗,阴虚则盗汗,《黄帝内经》谓自汗、盗汗的病机均为阴阳失调。《素问·阴阳应象大论》曰:"阴在内,阳之守也,阳在外,阴之使也",指出营阴要有卫阳的固守,阳气需赖阴精以滋养。然《金匮要略·血痹虚劳病脉证并治》云:"男子平人,脉虚弱细微者,喜盗汗也",指出盗汗者,若脉象虚弱细微,谓为阴阳气血皆虚之证,阳气虚而不能固表,阴血虚则不能内守,故发生盗汗,所以盗汗的病机不能仅用单纯阴虚来解释。对此后世医家多有论述。《丹溪心法》云:"自汗属气虚,血虚,湿、阳虚、痰","盗汗属血虚、阴虚"。《景岳全书》云:"自汗盗汗亦各有阴阳之证,不得谓自汗必属阳虚,盗汗必属阴虚也"。其他如湿热熏蒸,血虚令人自汗、盗汗的见解,更进一步充实了汗证辨证论治的内容,故在临床上不能一概而论,应认真寻求病因,辨证论治。

笔者在临床上依此治疗盗汗证多使用当归六黄汤,治疗自汗多使用竹叶石膏汤,然对于妇女更年期潮热汗出者多使用二仙汤加味治疗,现对此三方加以论述和分析。

当归六黄汤

当归六黄汤为治疗阴虚火旺盗汗之常用方,现代常用此方治疗由于阴虚火旺引起的甲状腺功能亢进、结核病、糖尿病、更年期综合征。

当归六黄汤（《兰室秘藏》）

当归	生地黄	熟地黄	黄连
黄芩	黄柏各等分(6g)	黄芪加一倍(12g)	

功用：滋阴泻火，固表止汗。

主治：阴虚火旺盗汗。发热盗汗，面赤心烦，口干唇燥，大便干结，尿黄赤，舌红苔黄，脉数。

方证辨解

本方用治阴虚火旺而致发热盗汗证，阴虚这里指的是肾阴亏虚，火旺指的是肾阴虚不能上济的心火，心火独亢致虚火，伏藏于阴分，寐时卫气行于阴助长阴分伏火，两阳相加迫使失守而盗汗，虚火上炎则面赤心烦；火耗阴津可见口干唇燥，舌红苔黄、脉数皆为内热之象。治宜滋阴泻火，固表止汗。

组方特点

本方药只七味，可分三组来分析。一组是当归、生地黄和熟地黄，其中当归养血增液，血充则心火可制，生地黄、熟地黄入肝肾而滋阴，三药合用，血充则水能制火所以共为君药。

另一组药是"三黄"，由于本方证由于水不济火，火热熏蒸而盗汗故以黄连清泄心火，黄芩、黄柏泻火以除烦，清热以坚阴，所以为臣药，君臣相合，热清则火不内扰,阴坚则不外泄。

本方证由于汗出过多,导致卫虚不固,故倍用黄芪为佐,其作用一是益气实卫以固表,二是固未定之阴,并合以当归、熟地黄益气养血,共奏滋阴泻火、固表止汗之效。

本方的配伍特点一是养血养阴与泻火彻热并进,标本兼顾,使阴固而水能制火,热清则耗阴无由;二是益气固表与育阴泻火相配,育阴泻火为本,益气固表为标,以使营阴内守,卫外固密,发热盗汗诸症皆愈。

临床体悟

本方中的黄芪应视为生黄芪,因生黄芪偏于走表能固表止汗,而炙黄芪重在走里能补中益气,升提中位阳气。对于盗汗不能一味地认为是阴虚,阴虚火旺而致发热盗汗,气虚卫外不固而汗出,汗出而伤阴,阴虚而盗汗,形成一个恶性循环。此方在药物组成上设置了三个环节,一是用当归、生地黄、熟地黄养血增液以补阴液,二是用三黄清热坚阴以使汗不外泄,三是用生黄芪益气固表以防汗出,我认为这是本方的组成特点。

竹叶石膏汤

清气分热有两个主要方剂,一个是白虎汤,另一个是竹叶石膏汤。两个方剂有轻重之分,所治之证的共同点是气分大热,津气两伤。所以用白虎汤或竹叶石膏汤,或白虎加人参汤,而竹叶石膏汤介于两者之间。从白虎汤到白虎加人参汤,到竹叶石膏汤是由实到虚。也就是白虎汤是清热照顾了生津;白虎加人参汤不仅是加重了生津作用,而且注意到益气;竹叶石膏汤不仅考虑到津液的问题,还考虑到气的问题,津气大伤,里有热,气逆致吐。从这三个方剂中可以学到如何根据病情的不同而择方用药。

竹叶石膏汤(《伤寒论》)

竹叶 二把(6g)　　生石膏 一斤(50g)　　半夏 半斤(9g)　　麦冬 一斤(20g)

人参 三两(6g)　　甘草 二两(6g)炙　　粳米 半斤(10g)

功用:清热生津,益气和胃。
主治:伤寒,温病,暑病,余热未清,气津两伤证。身热多汗,心胸烦闷,气逆欲呕,口干喜饮,或虚烦不寐,舌红苔少,脉虚数。

方证辨解

竹叶石膏汤的热是余热未清,本方证认为是伤寒、温病、暑病余热未清,气津两伤,胃气不和所致。但临床上也可以因为热不甚但素体虚,特别是夏季多见,是暑热而不是暑湿。

热病后期,高热虽除,但余热伤及气分,故见身热有汗不解,脉数,余热内扰故心胸烦闷,阴伤则口干舌红少苔,气短神疲,脉虚是气虚之证,胃失和降,导致气逆欲呕。气分余热宜泄,气津两伤宜补,治当清热生津,益气和胃。

组方特点

本方由白虎汤化裁而来,即白虎汤去掉知母加人参、麦冬、半夏、竹叶。白虎汤证为热盛正不虚,本方证为热盛正衰,余热未尽而气津两伤。热既衰且胃气不和而上逆即呕,故去苦寒质润的知母,加人参、麦冬益气生津。因为虑及苦寒伤胃,所以不用知母而用麦冬,虽然两者滋阴相似,清热力量不大,但麦冬是以甘为主,苦味不大,更直接作用于阳明胃经,对养胃阴更好,不仅养阴而且有养胃气的作用。因为本方证有呕,要降逆气就用半夏来降逆和胃止呕。因为半夏辛燥,所以要用滋阴的麦冬相配,但用量大于半夏,则温燥之性去而降逆之性存,且有助于输转津液,使参麦补而不滞。

方中用竹叶除烦与石膏相配,清透气分余热,除烦止渴,人参配麦冬补气养阴生津,炙甘草、粳米和脾养胃。

临床体悟

1. 竹叶石膏汤的方剂组成有两个特点,一是选用白虎汤之三味药,清热生津祛除余热,二是选用生脉散的两味药,益气养阴。方剂变化多端,此合方之用也。

2. 临床上我们可以用姜半夏以增强降逆和胃止呕之效果。

3. 临床上笔者常用此方治疗自汗证。竹叶石膏汤治疗余热未清,气津两伤,身热多汗。临床上有一部分自汗证患者,往往伴有身热之症,除个别人是热病愈后余热未清,有一部分患者是因自身体虚所致。阴虚生内热,热迫汗出,阳虚卫外失固,汗液外泄,汗多伤阴,阴伤内热生,内热又逼汗出,形成一种恶性循环,所以说自汗不一定是气虚,盗汗也不都是阴虚,而是阴阳两虚,阴阳失调,而竹叶石膏汤方中既有补气养阴的人参、甘草,又有滋阴的麦冬,兼有清热的石膏。本方在应用时要注意药物剂量的配比。

二 仙 汤

二仙汤用于更年期综合征、高血压、闭经,以及其他慢性病,属于阴阳两虚兼有虚火上炎者。中医妇科临床多用于治疗绝经前后诸证的肾阴阳俱虚证。笔者用此方治疗妇女绝经前后烘热汗出明显者,故把此方录在汗证一节。

二 仙 汤

仙茅 15g　　　　淫羊藿 15g　　　　巴戟天 9g　　　　当归 9g

黄柏 9g　　　　知母 9g

功用：温肾补精，泻肾火，固冲任。
主治：阴阳两虚，虚火上炎，时而畏寒恶风，时而烘热汗出，腰酸乏力，头晕耳鸣，五心烦热，舌淡，苔薄，脉沉细。

方证辨解

妇女绝经前后肾气渐衰，肾精不足，冲任失衡。营卫不和则乍寒乍热，烘热汗出；肾虚精亏，脑髓失养则头晕耳鸣，健忘；肾阴亏虚，虚热外泄而时见五心烦热；肾阳不足失于温煦，则腰背冷痛。舌淡苔薄均为肾阴阳俱虚之表现。治宜补肾扶阳，滋肾养血。

组方特点

本方药只六味，其中仙茅、淫羊藿、巴戟天补肾扶阳，兼有强腰散寒之功，当归滋肾养血，知母与黄柏滋肾阴而泻相火，深观全方，双补肾之阴阳，使肾阳肾阴恢复平衡，则烘热平，汗出止，诸症自愈。

临床体悟

1. 绝经期先后之烘热汗出非竹叶石膏汤所能治，烘热虽然有内热所逼，但是阴阳失衡所致，其表现不仅有乍热而且有乍寒。汗出虽多，使用固涩尚而不能解，必从根本调和冲任方解。

2. 方中使用知母和黄柏入肾经，治疗肾阴虚故亦用盐炒。

3. 此方也可治疗妇女更年期诸症，以及肾虚引起的高血压。

4. 使用此方应注意加减。汗出较多者可加浮小麦、糯稻根，烘热较重者可加女贞子、墨旱莲，补肾养肝以助知、柏降火，若头晕耳鸣可加用生石决与钩藤。

生脉、复脉、通脉三方辨

脉是气血通行的通道,《素问·脉要精微论》云:"夫脉者,血之府也",《灵枢·决气》言:"壅遏营气,令无所避,是谓脉。"脉与心密切相连,为心气所推动。《素问·痿论》曰:"心主身之血脉"。

对于脉的治疗,方剂学中有治疗脉虚数的生脉散,治疗脉结代的炙甘草汤,治疗脉不通者的通脉四逆汤,现分别辨析如下。

生 脉 散

生脉散是治疗气阴两虚证的常用方,临床上常用此方治疗暑热、耗气伤阴证和久咳伤肺、气阴两虚证。现代多用此方治疗因气阴两虚引起的肺结核,慢性支气管炎,神经衰弱所致的咳嗽、心烦、失眠,以及心脏病、心律不齐等病症。本方多引自《内外伤辨惑论》,亦有引自《医学启源》者。

生脉散(又名生脉饮)(《内外伤辨惑论》)

人参五分(9g)　　　麦冬五分(9g)　　　五味子七粒(6g)

功用:益气生津,敛阴止汗。

主治:

1. 温热、暑热,耗气伤阴证。汗多神疲,体倦乏力,气短懒言。
2. 咽干口渴,舌干红少苔,脉虚数;久咳伤肺、气阴两虚证,干咳少痰,短气自汗,口干舌燥、脉虚细。

方证辨解

生脉散方药组成简单,只有人参、麦冬、五味子三味药。主要是治疗大热伤气、汗出阴伤。热不单伤气,而且由于热而汗出,因此造成气阴两虚。对于方中的这个气阴两虚,主要指的心肺气虚,更具体来说应当认为是宗气虚,所以脉是虚数的,舌是嫩红的,苔很薄,苔比较干。

对于气阴两虚,一个是湿暑之邪袭久,热蒸汗泄,最易耗气伤津,导致气阴两虚。第二肺主皮毛,暑伤肺气,卫外失固,津液外泄,故汗多,又会造成气阴两虚。由于肺主气,肺气受损,故气短懒言,神疲乏力,阴伤而津液不足以上承,则咽干口渴,舌干少苔,脉虚细或虚数,为气阴两伤之象。咳嗽日久伤肺,气阴不足者,亦可见以上症状,故宜益气养阴生津。

组方特点

本方证病因是大热所伤,伤气又伤阴,而人参具有补气养津之功,《药性歌括》云:"人参味甘,大补元气,止渴生津,调营养胃。"故本方选用甘温的人参,益元气,补肺气,生津液为君。

麦冬甘寒养阴清热,润肺生津。麦冬是补肺胃之阴的。那它又是如何来补心气的呢?本方证气伤主要是胸中的宗气伤,即心肺之气伤。宗气是行呼吸,贯心脉的,所谓宗气就是受责肺的呼吸和心脏贯通血脉的功能。人参与麦冬君臣相配补气养阴。

方中五味子酸温,敛肺止汗,生津止渴,主要用来收敛耗伤之气。五味子除了收敛肺气之外还可以温肾,敛心气。所以温肾也是收敛肾气,固摄肾气。五味子是否能收敛心气呢?《备急千金要方》中就特别提到,五月要吃五味子养心气。这种收敛心气的作用必须与人参、麦冬相互配合来考虑,既补气又补阴,宗气足了,阴也得到了恢复,因此脉就能够恢复。

三药合用,一补、一润、一敛。益气养阴,生津止渴,敛阴止汗。使气复、津生、汗止、阴存,气充脉复,故名"生脉"。《医方集解》说:"人有将死脉绝者服此能复生之,其功甚大。"至于久咳肺伤,气阴两虚证,则取其益气养阴,敛肺止咳,令气阴两复,肺润津生,诸症可平。

临床体悟

生脉饮药只三味,剂量不大,但益气生津、敛阴止汗作用明显。在临床使用时,五味子用量不可过大,因为在补、润的同时,不可收敛太过。五味子入补益药应炒熟用,入治嗽药应生用。

关于生脉散是否"生脉"的问题,现代研究生脉散确实能够升血压,救休克。笔者在临床上常用此方加上丹参 30g 治疗气阴两虚、心脉不充的心脏疾患。但在临床上应分清阴虚是否有热,如果有热要去掉性味甘温的人参,改用甘微寒的西洋参,如果应用甘平的党参,益气生津的作用就没有这么大。

笔者在临床上也常用丹参生脉饮加左归丸治疗疲劳综合征,运用生脉饮补益心肺气阴,来调节人体的元气,使其精神振奋。

临床医案

李某,女,59 岁,退休。2015 年 6 月 18 日就诊。

主诉:乏力、自汗加重 1 个月余。

病史:患者素来乏力,下肢无力,气短,多说话更甚,自汗。情绪尚可,但遇事容易紧张激动,口不苦,饮食大便正常,小便频,梦多,易惊醒。最近 1 个月来乏力、自汗加重,口干。

检查:一般情况尚好,心音有力,律齐,未听到明显杂音,心电图检查为窦性心律,血压 110/80mmHg,舌红绛少苔,脉弦数。

西医诊断:疲劳综合征。

中医诊断:乏力(气阴两虚)。

方药：党参 60g，麦冬 40g，五味子 30g，7 剂。

二诊：2015 年 6 月 25 日，服药 3 剂后，乏力、汗多、口干症状大减。上次看病需家人陪同，这次一个人前来。舌红绛少苔，脉细沉。

守上方，加熟地黄 15g，7 剂。

此后，以生脉散加味，用过西洋参、生晒参、南北沙参等，服至 7 月 23 日，舌已不绛，服至 9 月 3 日，舌红亦减，伸舌见舌上唾液较多。

诊治思路：患者以前也常服中药，医多谓阴虚火旺、肝郁气滞，用药无非养阴清热、疏肝解郁，用药多而乏效。笔者辨为生脉散证，用药仅 3 味，服药仅 3 剂即获明显疗效。但阴液难以骤复，以后坚持服药，用药也不过六七味、七八味，终奏佳效。

炙 甘 草 汤

炙甘草汤又称复脉汤，为阴阳并补之剂，是治疗心动悸、脉结代的名方。现代多用此方治疗阴气不足、阳气虚弱引起的功能性心律不齐、期前收缩、冠心病、风湿性心脏病、病毒性心肌炎、甲状腺功能亢进等而有心悸气短、脉结代等病证。

炙甘草汤(复脉汤)(《伤寒论》)			
甘草 四两(12g) 炙	生姜 三两(9g)	人参 二两(6g)	生地黄 一斤(30g)
桂枝 三两(9g) 去皮	阿胶 二两(6g)	麦门冬 半斤(10g) 去心	麻仁 半斤(10g)
大枣 三十枚(5~10枚)	清酒 七升		

功用：益气滋阴，通阳复脉。

主治：1. 阴血及阳气虚弱，心脉失养证。脉结代，心动悸，虚羸少气，舌光少苔，或质干而瘦小者。

2. 虚劳肺痿，干咳无痰，或咳吐涎沫，量少，形瘦短气，虚烦不眠，自汗盗汗，咽干舌燥，大便干结，脉虚数。

方证辨解

《伤寒论·辨太阳病脉证并治》:"伤寒脉结代,心动悸,炙甘草汤主之。"由此可知其证是由伤寒汗、吐、下或失血后、或杂病阴血不足、阳气不振所致。

本方证的第一个证是"心动悸,脉结代",不但心悸而且是心动悸即心慌厉害,这说明心虚得很厉害。心主血脉,阴血不足,血脉无以充盈,加之阳气不足,无力鼓动血脉,脉气不相接续,故脉结代。阴血不足,心体失养,或心阳虚弱,不能温养心脉,故心动悸。

对于脉结代,我们必须了解和分清什么是结脉,什么是促脉,什么是代脉,这三部脉都有间歇脉,都有停跳,脉数而有间歇的是促脉,脉缓,有间歇的、时间短的为结脉。结脉是由于血中之气不利所致,血中之气不利可以由多种原因产生,气虚或血瘀都可能。临床上结脉和促脉都不是严重的病脉,但对于代脉一定要注意,它的特点是脉缓而细涩,间歇时间较长,间歇无规律,是心脏病较严重时才出现的。间歇时间的长短,标志着气的虚实。结脉的间歇可以自还,而代脉间歇不能自还,间歇时间较长,这是脏气衰微的表现,五脏之气衰弱较甚,所以这种脉是严重的脉。此时必须用气血阴阳俱补的方法来恢复脉正常跳动。本方即有此功能,所以叫复脉汤。

组方特点

治疗本证宜补心阴,养心血,益心气,温心阳,以复脉定悸。脉由心气所主,气血充足,才能促使脉复。所以方中的炙甘草为主,而且用量较大,用到12g(甘草泻心汤也用到12g),其他《伤寒论》的方子量都低于12g。本方选用炙甘草补气,但"甘草润之不可饮以至剂",所以用此药不能过度,而且要配合其他的药。本方在用甘草的同时,还用了人参、大枣来补气,补气而兼能补阴,益心气,补脾气,以资气血生化之源。

方中重用生地黄滋阴养血,《名医别录》谓地黄"补五脏内伤之不足、通血脉、益气力"。麦冬与地黄相配重在滋阴补血,再加上阿胶滋阴生血,与补气药配合起来气血并补。

对于心阳虚方中选用了桂枝助阳通脉,与生姜和大量大枣相配来促使脉尽快恢复。生姜辛行温通,温心阳,通血脉,诸厚味滋腻之品得姜、桂而不腻。方中特别提到加清酒煎服,清酒辛热,可温通血脉以行药力为使药。

诸药合用,滋而不腻,温而不腻,温而不燥,使气血充足,阴阳调和则心动悸,脉结代皆得解。

临床体悟

关于本方何为君药,有认为炙甘草为君,是由方名而定的;亦有认为以生地黄为君,是由用量大而定的。笔者认为就方名而论应以炙甘草为主药。

纵观全方来看,方中用麻仁似乎言之无理,有的医家认为使用酸枣仁为好,通过临床用药效果来看,笔者亦认为用酸枣仁较为恰当。

本方与生脉散均有补肺气、养肺阴之功,均可治肺之气阴两虚、久咳不已。但炙甘草汤益气养阴作用较强,敛肺止咳之力不足,重在治本,且偏于温补,阴虚肺燥较重或兼有内热者不宜。而生脉散益气养阴之力不及炙甘草汤,故配伍了五味子标本兼顾,止咳之功甚于炙甘草汤,且偏于清补。

临床医案

韩某,男,46 岁,农民,2016 年 4 月 5 日就诊。

主诉:胸前区闷痛、气短乏力 3 个月余。

病史:患者 3 个月以来面色不华,精神疲乏,胸闷作痛,虚烦多汗,心悸失眠。

检查:一般情况尚好,心音有力,律不齐,未听到明显杂音,心电图检查,期前收缩,血压 110/80mmHg,舌淡红,脉结代,脉率 102 次 /min。

西医诊断:不稳定型心绞痛。

中医辨证:胸痹(气血两虚)。

治法:益气通阳,补血养阴。

方药:党参 30g　　大枣 15g　　炙甘草 10g　　生地黄 20g

麦冬 20g　　阿胶 20g　　生姜 5g　　桂枝 5g

火麻仁 6g

3 剂,日 1 剂。取 38° 白酒 40ml 与水同煎,阿胶烊化。

二诊(4 月 10 日):精神尚好,心胸舒展,脉无结代,拟红参 30g,分 3 次用冰糖与水炖服,随访末复发。

诊治思路:脉证合参,本案为气血两虚之胸痹,治用炙甘草汤益气养血而通脉。方中以炙甘草、党参、麦冬、大枣为君,生地黄、阿胶为臣。气为血帅,血为气母,是取炙甘草汤复脉之功矣。

通脉四逆汤

在《伤寒论》中还有一张方子叫通脉四逆汤,由炙甘草、附子、干姜组成。本方药物与四逆汤一样,但剂量不同。本方附子的用量要比四逆汤大。

通脉四逆汤(《伤寒论》)

甘草 二两(6g)　　附子 大者一枚(20g)　　干姜 三两(9~12g)

功用:破阴回阳,通达内外。

主治:少阴病,阴盛格阳证。下利清谷,里寒外热,手足厥逆,身反不恶寒,其人面色赤,或腹痛,或干呕,或咽痛,或利止,脉不出者。

方证辨解

从通脉四逆汤的原方进行分析，实际上就是四逆汤加量。但它与四逆汤证所不同的是，证见身反不恶寒，其人面色赤，里寒外热，脉微欲绝。这说明虚阳向外跑了，其他地方都是一派虚寒，而脸是红的，这个是虚阳被里寒逼于上，是出现了真寒假热之象，见到了戴阳的现象。

戴阳的红色是浮游在表面的，很娇嫩，与实热证的大红脸截然不同，比阴虚骨蒸痨热的颧红还要娇嫩。

因此在治疗戴阳证的时候，首先是加大回阳药的用量。

在治疗通脉四逆汤证的面赤时，也是"其脉即出者愈"。这个"即出"，还要与脉的"暴出""微出"联系起来看。证见厥逆无脉，服药以后，阳气未复，阴阳又相互结合起来，寒邪也在服药后逐步消散了一些。所以，随着阳气的来复，津液阴液的恢复，脉就缓缓地出来了。

组方特点

方中附子温补命门，温壮肾阳，能够祛里寒，温壮元阳，破散阴寒，四脉救逆，生用则能通达内外，以温阳逐寒，故为君药。

附子与干姜相配，脾肾并治，温补脾肾之阳，温先天以生后天，温后天以养先天，相须为用，相得益彰。

以甘草为佐药有三个作用：一是益气补中，使全方温补结合，治虚实之本；二是甘缓姜、附峻烈之性，使其破阴回阳而无暴散之虞；三是调和药性并使药力作用持久。纵观全方，药简力专，大辛大热，使阳复厥回。

以上三方,一个是生脉,一个是复脉,一个是通脉。生脉散以益气养阴使气复津生,汗止阴存,气充脉复。炙甘草汤以益气养阴通阳而复脉,通脉四逆汤是以破阴回阳,通达内外,而使脉微绝之脉复。

临床医案

陈某,女,25 岁,教师,2014 年 7 月 3 日就诊。

主诉:小腹冷痛 4 年。

病史:患者 15 岁初潮,周期 26~28 天,经量中等,经色鲜红,3~4 天净,无明显痛经。4 年前起小腹冷痛,白带不多,纳可,二便正常。

检查:B 超示子宫附件未见明显异常。末次月经 6 月 28 日,今未净。舌淡红,苔薄白,脉细。

西医诊断:腹寒待查。

中医诊断:少阴病(寒凝阻滞)。

治法:温阳散寒。

处方:通脉四逆汤加味。

方药:淡附片 $_{12g}$　　千姜 $_{9g}$　　　炙甘草 $_{6g}$　　紫石英 $_{30g}$

　　　仙茅 $_{10g}$　　蛇床子 $_{15g}$　　鹿角片 $_{12g}$　　菟丝子 $_{20g}$

　　4 剂

二诊:2014 年 7 月 10 日。经水已净,小腹寒冷已除,大便秘结,舌脉如上。妇科检查:外阴无殊,阴道通畅,宫颈轻度炎症,子宫后位,质地中等,活动,偏小,无压痛,右侧附件压痛,左侧附件无压痛。

方药:中药守上方加锁阳 30g,7 剂。

诊治思路:少阴病,下利清谷,里寒外热,手足厥逆,脉微欲绝,身反不恶寒,其人面色赤,或腹痛,或干呕,或咽痛,或利止脉不出者,通脉四逆汤主之。

治痞三方因证而施

心下痞是《伤寒论·辨太阳病脉证并治》中的一个证的名称,在痞证一节中,张仲景提出了五个泻心汤(大黄黄连泻心汤、附子泻心汤、半夏泻心汤、生姜泻心汤、甘草泻心汤)证治机理。目前临床上常用的有半夏泻心汤、生姜泻心汤和甘草泻心汤。现代医者运用这三首方剂治疗多种消化道疾患,如慢性浅表性胃炎、十二指肠球部溃疡、慢性萎缩性胃炎、胃溃疡、幽门管炎、急性或慢性胃炎等。因此对于这三首治痞的深刻机理应认真研究。

心下痞是胸腹间气机阻塞不舒的一种自觉症状,其特点是心下堵闷不舒,按之柔软无物,内有无形之邪,只是脾胃气机壅滞,在临床上常见此症。

其病因主要由于太阳病误治以后,里虚邪陷所致,可在临床上往往因为误治而变生,而临床上更多由于饮食所伤或情志因素影响亦多见,总而言之,无论是伤寒病或杂病都会导致本证的发生。

痞证的本质,来源于升降学说,脾胃升降失调而产生上、中、下焦诸症。证候的本质是气机阻塞,病机的核心是脾胃升降失调,病情的证结是寒热虚实错杂,方证的主旨是八纲辨证。

半夏泻心汤

半夏泻心汤(《伤寒论》)			
半夏 半升(12g)	黄芩 三两(9g)	干姜 三两(9g)	人参 三两(9g)
甘草 炙 三两(9g)	黄连 一两(3g)	大枣 12枚(4枚)	

方证辨解

本方所治之痞,原系小柴胡汤证误下,损伤中阳,少阳之邪乘虚内陷,致寒热错杂,而成心下痞。其实凡三阳经证误下都可导致此证。也就是用苦寒泻下之剂治疗表证,伤了胸中之阳,邪气乘虚入里而致"心下痞满",实际这里指的心下就是胃。为什么会出现心下痞?这主要是因为患者原就内有痰饮,又受了风寒,再经苦寒之药误下之后而成。病的本身有寒有热,寒是素体虚寒,素有痰饮,痰饮是由于素体中阳不足,再加上用了苦寒的泻药,伤了中焦阳气,邪气乘虚入里化热,与在里素有的痰饮相结,结在心下,气结成痞。因为痰热与虚气互结而成痞,所以中焦之气升降失常。

痞者,痞塞不通,上下不能交泰之谓,心下即胃脘,属脾胃病变,脾胃居中焦,为阴阳升降之枢纽,今中气虚弱,寒热错杂,遂成痞证。脾为阴脏,其气主升,胃为阳腑,其气主降,中气既伤,升降之常,故上见呕吐,下则肠鸣不利。舌苔黄,脉弦数而滑,说明中焦有痰饮,与邪相结而有热。

本方证病机较为复杂,既有寒热错杂,又有虚寒相兼,以致中焦失和,升降失常,治当调其寒热,益气和胃,散结消痞。

组方特点

本方证上有寒,下有热,上有热就用寒药,下有寒就用热药,有邪要泻,有虚就要补。因此本方用药，寒热并用，以和其阴阳；苦辛并进，以调其升降；补泻兼施，以顾其虚实。

方中以辛温之药为君，散结除痞。半夏是阳明经药，既能辛以散结，又能祛痰，燥湿散结，更能和胃，降逆止呕。

本方本身以辛升为主，又具有苦降的作用。方中用辛热的干姜温中散寒，因为本方证既有呕，又有肠鸣，有时还有腹痛下利，而心下痞还要散，这与小柴胡汤用生姜不同。因为生姜是肺胃经的药，而干姜是脾经的药，腹中有寒，肠鸣、下利所以要用干姜，以治下寒。

黄芩、黄连苦寒泄热开痞，合而治疗入里之热。这里要注意黄连用量要少，只有3g，因为黄连苦寒清热，可以泻心，如果重用会折伤心气，往往造成痰湿蒙蔽心窍，邪陷心包。

方中用人参、甘草、大枣补脾胃，扶正祛邪。

本方配伍得法，使得一些作用强烈的药变得缓和。所以说本方的特点是寒热互用以和其阴阳。苦辛并进以调其升降，补泻兼施以顾其虚实，使得寒去热清，升降复常，则痞满可除，呕利自愈。

临床体悟

1. 本方与小柴胡汤相比，只换了两个药，就把名字改了，重点药也改了，即去了小柴胡和生姜，加黄连、干姜而成，即生姜换成干姜，柴胡换成黄连。生姜与干姜作用不同，生姜发散风寒，是肺、胃经药；干姜温中祛寒，温肺化饮，是脾经的药。本方黄连用量较少，因为黄连苦寒清热，可以泻心，如果用量大会折伤心气，总之，小柴胡汤是和解少阳之剂，本方是调和肠胃之方。

2. 半夏泻心汤证是因误下而致,但从临床上看,这种情况所见不多。笔者认为一些素体脾胃虚寒的人,外受风寒以后也可以入里化热产生这些症状。入里化热,不一定是误下、误治或者发汗太过而引起,所以在临床上主要抓上热下寒,中有痞,即可用本方。

3. 本方按方剂学分类,属于和解剂,即和解肠胃,调和寒热,因为本方既有热药亦有寒药,既有祛邪药又有补气药,所以称之为"和"。寒热并用谓之和,补泻合用谓之和,这就是和解剂的定义。

4. 有的医者认为本方证病机中有痰饮,这是因为方证中本身有寒、有热,寒是素体虚寒,素有痰饮,痰饮是由于素体中阳不足,中焦之阳不足,再加上用了苦寒的泻药,伤了中焦阳气,邪气乘虚入里化热,与在里素来的痰饮相结,结在心下,气结成痞。这可能由《金匮要略》中"呕而肠鸣,心下痞者,半夏泻心汤主之"推理而来。方中半夏又有化痰止呕之功。

5. 本方证主治提出"心下痞满不痛",但在临床上有时也可见到腹痛。呕的原因有寒有热,肠鸣是有寒,寒则腹痛。这是因为寒性凝滞,正如《素问·举痛论》所说:"寒气入经而稽迟,泣而不行,客于脉外则血少,客于脉中则气不通,故卒然而痛",《素问·痹证》又说:"痛者,寒气多也,有寒故痛也",但必须认识到痛在腹,而不是在胃。

6. 关于舌苔问题,本方主治中指出:"舌苔薄黄而腻,脉弦数"。这说明中焦痰饮与邪相结而有热。但在临床上往往因为上热下寒的程度不同,而苔黄与脉象有所不同,热重则苔偏黄腻,如果下寒较重,舌苔就会变淡,所以在用方时也要依据寒热对芩、连、姜进行调整。如舌苔厚腻,则要去参、草、枣、干姜,加枳实、生姜以下气消痰止呕。

7. 方证中指出本证有肠鸣下利,下利指的是泄泻,而非今天所讲的痢疾。然在临床上也有因心下痞而大便秘结者,此为脾阳虚,阴寒内盛,凝滞胃肠所致,所以对此要有一正确的认识,不可因肠鸣下利而固执。

生姜泻心汤

在泻心剂当中,生姜泻心汤也较常用,主要用于水热互结痞证。

生姜泻心汤(《伤寒论》)

生姜四两(12g)	黄芩三两(9g)	黄连一两(3g)	炙甘草三两(9g)
人参三两(9g)	干姜一两(3g)	半夏半升(9g)	大枣十二枚(4枚)

功用:和胃消痞,宣散水气。

主治:水热互结痞证。心下痞硬,干噫食臭,腹中雷鸣下利者。

方证辨解

生姜泻心汤中减少了干姜用量,重用生姜,这主要是因为本证出现了两个不同症状,一个是肠鸣,而且是腹中雷鸣,一个是干噫食臭,噫气中有宿食气味。雷鸣因水饮而起,这是脾阳虚,水气在里所致,而干噫食臭是胃热食滞所致。两者互结而形成心下痞。不但有痞而且硬,说明痞证不单有无形的气,而且因食滞而有形,故心下痞硬。治疗予和胃消痞,宣散水气。

组方特点

本方最主要的是重用生姜。生姜是呕家圣药,生姜与干姜不同。生姜发散风寒并能止呕,而干姜温中祛寒,温肺化饮。生姜入胃经,干姜入脾经,温胃用生姜,脾寒盛用干姜。本方用生姜一方面温胃,一方面散水,所以生姜用量大于干姜。

余药与半夏泻心汤相同，甘草泻心汤辨读不在此赘述。

甘草泻心汤

在泻心剂方中还有一个常用的方剂叫甘草泻心汤，治疗胃气虚弱的痞证。

甘草泻心汤（《伤寒论》）

甘草 四两(12g)	黄芩 三两(9g)	人参 三两(9g)	干姜 三两(9g)
半夏 半升(9g)	黄连 一两(3g)	大枣 十二枚(4枚)	

功用：和胃补中，降逆消痞。

主治：胃气虚弱痞证。下利日数十行，谷不化，腹中雷鸣，心下痞硬，心下痞硬而满，干呕，心烦不得安。

方证辨解

甘草泻心汤是半夏泻心汤加了一两甘草，变成了四两甘草，其主治证与半夏泻心汤、生姜泻心汤的主证基本相同。但水谷不化、干呕心烦、下利而水谷不化是其特殊点。本方证是中焦虚寒更甚，由于胃气虚甚，胃气上逆则干呕心烦。本证病因是由于误治，下利日数十行，还会使津受损，故治疗时必须考虑津伤的因素。

组方特点

本方组成是针对"大便不利，日数十行，谷不化"来的，而有"复下之其痞益甚"，所以本方重用甘草四两。原方并没有人参，后世医家加上人参以加强补气的作用。要注意本方使用的是炙甘草而不是生甘草，对于人参应当用生晒参，因为其有生津益阴作用，而加工后的红参其性偏热，无生津作用。

小结

对于以上三个泻心汤，要从小柴胡汤和解的意义来理解。心下痞的原因是素有痰饮又有外邪入里，外邪入里变成了痰热夹杂证。热是外邪入里，是标，寒是痰饮在里，是本，正虚邪实，寒热互结，升降失常。所以治疗既要泻实，也要扶正，三个泻心汤充分体现了这一治疗原则。

生姜泻心汤即半夏泻心汤减干姜二两，加生姜四两而成，方中重用生姜，取其和胃降逆、宣散水气而消痞满，配合辛开苦降、补益脾胃之品，故能用治水热互结与中焦脾胃升降失常所致的痞证。

甘草泻心汤即半夏泻心汤加重炙甘草用量而成，方中重用炙甘草调中补虚，配合辛开苦降之品，故能用治胃气虚弱、寒热错杂所致的痞证。

以上各方，或一两味之差，或药量有异，虽辛开苦降，寒热并调之旨不变，而其主治各有侧重。正如王旭高所说："半夏泻心汤治寒热交结之痞，故苦辛平等；生姜泻心汤治水与热结之痞，故重用生姜以散水气；甘草泻心汤治胃虚气结之痞，故加重甘草以补中气而痞自除。"

"四逆"一证源于《素问·阴阳别论》,指手足四肢由下而上冷至肘膝的症状,有寒热证之分。寒证是由阳气衰微,阴寒内盛所致,常伴有怕冷、下利清谷、脉沉微等,治宜回阳救逆,祛寒,代表方为四逆汤;热证多因热邪郁遏,阳气不能通达四肢,伴见胸腹烦热、口渴等症,治宜宣透郁热,代表方为四逆散。本证多见于伤寒、厥证、疝等病证。

《伤寒论》中治疗四逆证的方剂较多,如治疗寒证的四逆汤、通脉四逆汤、四逆加人参汤、白通汤等,均为治疗少阴阳虚证的主要方剂,是在四逆汤基础上衍化而来的,但各有深意,应用时加以区别。

《伤寒论》中以"四逆"命名的方剂除四逆汤外,还有四逆散和当归四逆汤。此三方中皆有"四逆",但其病机用药却大不相同,四逆散证是因外邪传经入里,阳气内郁而不达四末所致,故其逆冷仅在肢端,不过腕踝,尚可见身热、脉弦等症;四逆汤之厥寒是因阴虚内热,阳气衰微,无力到达四末所致,故其厥逆严重,冷过肘膝,并伴有神疲欲寐、腹痛下利、脉微欲绝等症;当归四逆汤之手足厥寒是血虚受寒,寒凝经脉,血行不畅所致,因其寒邪在经不在脏,故肢厥程度较四逆汤证为轻,并兼见肢体疼痛等症。因此三方用药,功用全然不同,正如周扬俊在《温热暑疫全书》所言:"四逆汤全在回阳起见,四逆散全在和解表里起见;当归四逆汤全在养血通脉起见。"

四 逆 汤

四逆汤(《伤寒论》)

生附子—枚(5~10g)　　干姜—两半(6~9g)　　炙甘草二两(6g)

分温再服,强人可大附子一枚,干姜三两。

功用：回阳救逆。

主治：1. 少阴病，症见四肢厥逆，恶寒蜷卧，呕吐不渴，腹痛下利，神衰欲寐，舌苔白滑，脉象微细。

2. 太阳病误汗亡阳。

方证辨解

本方证乃因心肾阳虚，阴寒内盛所致，阳气不能温煦周身四末，故四肢厥逆，恶寒蜷卧；不能鼓动血行故脉微细。《素问·生气通天论》曰："阳气者，精则养神，柔则养筋"，今阳气衰微，不能暖脾，脾胃升降失调，则腹痛吐利。

组方特点

1. 谁为君药

关于四逆汤的君药，历代医家有的认为以甘草为君，有的认为以附子为君。从其主治证候寒里盛，阳气衰微来看，明显是下虚为厥，阴盛则寒厥，治主病者为君，附子温补命门，壮肾阳，能够祛里寒，当然为君。《伤寒论》中凡是以甘草为君药，用量都大，一般为四两，而本方只用二两，显然甘草不是君药。

此方证为阳衰寒盛，非纯阳大热之品不足以破阴寒，回阳气，救厥逆。故方中的大辛大热的生附子为君，入心、脾、肾经，温壮元阳，破散阴寒，回阳救逆。生用则通达内外，温阳逐寒。

方中辛热的干姜为臣，入心、脾、肺经，温中散寒，助阳通脉。附子与干姜同用，一温先天以生后天，一温后天以养先天。附子与干姜相比较，附子走而不守,干姜守而不走,两者相须为用,相得益彰,温里回阳之力大增,是回阳救逆的常用组合。

本方以炙甘草为佐药有三个作用,一是益气补中,全方温补结合,以治虚寒之本;二是甘缓姜附峻烈之性,使其破阴回阳无暴散之虞;三是调和药性,并使药力作用持久,是为佐药而兼使药为用。综观本方,药简力专,使阳复厥回故名"四逆汤"。

2. 用药剂量与病机的关系

干姜附子汤是从《伤寒论》中治疗下之后复发汗,冬日烦躁不得眠,夜而安静,不呕不渴,无表证,脉沉微,身无大热者。此方由生附子一枚,干姜一两组成,两首方组方都用姜、附,用药不同,主治也截然不同。

干姜附子汤中的干姜是一两,附子是一大枚,四逆汤中附子一枚,干姜一两半,强壮的人可用大附子一枚,干姜三两(大附子是一般为普通附子的两倍)。从服法来看干姜附子汤是一次服完,而四逆汤是水沸煮取一升二合,分温再服,实际上每服服的附子量只有半个,比干姜附子汤量小。

从症状上也可以明显看出来,干姜附子汤所治疗的证表现为白日烦躁,夜里安静,不呕不渴,并没有出现四逆和腹泻,是因表证误下之后,复发汗,误治以后才见到的以上证候的,这是因为伤了阳气。那么为什么"轻证"反用重药,而重症的药却比较轻,而且四逆汤证中又用了甘草? 这必须从"附子走而不守,干姜守而不走"和"保护真阴"这两个方面来认识这个问题。当阳虚阴也虚的时候,阳极容易强而不密,极容易外越,干姜附子汤证出现了"阴虚烦躁",急于回阳除烦,所以不用干姜,而且是顿服。而四逆汤证在阴盛较甚,而真阴也并不多的情况下,绝不能一味地用辛热之品来回阳,而要加上甘缓的药物,防止阳强而外越。

再来看看通脉四逆汤与四逆汤用药剂量与主治的关系,此方由炙甘草二两(6g)、附子一大枚(20g)、干姜三两(9~12g)组成。功用为破阴回阳,通达内外。

主治少阴病，阴盛格阳证。症见下利清谷，里寒外热，手足厥冷，脉微欲绝，身反不恶寒，其人面色赤，或腹痛，或干呕，或咽痛，或利止，脉不出者。

从通脉四逆汤原方进行分析，实际上就是四逆汤加量。按四逆汤原方所说，强壮的人可用大附子一枚、干姜三两，但到通脉四逆汤大附子一枚就成了正常用量，而且说强壮的人还可以再加一两干姜。但它与四逆汤主治是不同的。通脉四逆汤证见身反不恶寒，其人面色赤，里寒外热，脉微欲绝，这说明虚阳向外跑了，其他地方都是一片虚寒，而脸是红的，这是因为虚阳被里寒所迫，出现了真寒假热的现象，见到了戴阳的现象。这种红是浮游在表面的，颜色很娇嫩，与实热证的面红截然不同。

治戴阳证，必须加大回阳药的用量，这就是药量与病机的关系。

当归四逆汤

当归四逆汤也是《伤寒论》中以四逆命名的方子，是养血温经的常用方。本方即桂枝汤去生姜加当归、细辛、通草而成。

当归四逆汤（《伤寒论》）

当归 三两(12g)　　桂枝 三两(9g)　　芍药 三两(9g)　　细辛 三两(3g)

炙甘草 二两(6g)　　通草 二两(6g)　　大枣 二十五枚(8枚)

功用：温经散寒，养血通脉。

主治：血虚寒厥证。手足厥寒，或腰、股、腿、足、肩背疼痛，口不渴，舌淡苔白，脉沉细或细而欲绝。

方证辨解

本方证由营血虚弱、寒凝经脉、血行不利所致，素体血虚而又经脉受寒，寒邪凝滞，血行不利阳气不能达于四肢末端，营脉不能充盈血脉，遂呈手足厥寒，脉细欲绝。此手足厥寒，只是指(趾)掌至腕、踝不温，与四肢厥逆有别。

组方特点

本方证主治非常明确，治当温经散寒，养血通脉。本方以桂枝汤去生姜、倍大枣，加当归、通草、细辛组成。方中当归甘温养血和血，桂枝辛温，温经散寒，温通血脉为君药；细辛温经散寒、助桂枝温通血脉，白芍养血和血助当归补益营血，共为臣药；通草通经脉，以畅血行，大枣、甘草益气健脾养血，共为佐药。方中重用大枣，既合当归、白芍以补营血，又防桂枝、细辛燥烈伤及阴血，甘草兼调药性为使药。本方中通草可以淡渗利小便，也可以通经络，但有人认为方中应为木通，木通和通草虽都可使用，但木通是苦寒的，不可用得太多，如过用苦寒，散寒的作用就减轻了。另外，细辛能够发越肾中之阳，也可鼓动肾中阳气上行，通草在这里起到抑制的作用。本方细辛与通草用量较少，只有 3g，两者只起到协助作用。

加减运用

临床上如见到血虚寒凝、手足厥冷，兼见寒邪在胃，呕吐腹痛者，可用本方加入吴茱萸和生姜，就成为《伤寒论》中的"当归四逆加吴茱萸生姜汤"，其功用是温经散寒，养血通脉，和中止呕。

另外还有个方叫"黄芪桂枝五物汤"，是桂枝汤去甘草加黄芪主治血痹。血痹就是血脉不通畅，多为虚人受风所致，主要见证就是周身冷，感觉迟钝，肌肉顽痹(不是完全麻木不仁，是指感觉迟钝)。

总之，当归四逆汤、当归四逆加吴茱萸生姜汤、黄芪桂枝五物汤三方均是在桂枝汤基础上演化而来。其中，当归四逆汤主治血虚受寒、寒凝经脉的手足逆冷及疼痛证。如本证兼呕吐腹痛者，即寒邪在胃，则使用当归四逆加吴茱萸生姜汤；黄芪桂枝五物汤主治素体虚弱，微受风邪，邪滞血脉，凝涩不通致肌肤麻木不仁之血痹。

四　逆　散

四逆散（《伤寒论》）

炙甘草十分(6g)　　枳实十分(6g)　　柴胡十分(6g)　　芍药十分(6g)

功用：透邪解郁，疏肝理脾。

主治：1.阳郁厥逆证。手足不温，或腹痛，或泄利下重，脉弦。

2.肝脾气郁证。胁肋胀闷，脘腹疼痛，脉弦。

方证辨解

四逆者，乃手足不温也。其证源于外邪传经入里，气机为之郁遏，不得疏泄，导致阳气内郁。脾气虚，脾主四肢，四肢禀气于脾，所以阳气不能透达四末，而见手足不温。此种"四逆"与阳衰阴盛的四肢厥逆（即四逆汤证）有本质区别。不仅手足厥冷不会那么厉害，而且部位也不同，就只限于手足冷，在阳气郁极的时候可以升一下，暂时能够缓解。但此阳气升，终究不是病除，所以虽能缓和一会儿但还会再冷。四逆汤证的手足厥冷是从手冷到肘部，从脚冷到膝部。四逆散证的手足不温，用手握住可以助暖，而四逆汤证，无论怎么握住也不会热。正如李中梓云："此证虽云四逆，必不甚冷，或指头微温，或脉不沉微，乃阴中涵阳之证，惟气不宣通，是为逆冷"，故治宜透邪解郁，调畅气机之法。

组方特点

四逆散中柴胡入肝胆经,升发阳气,疏肝解郁,透邪外出为君药,白芍敛阴养血柔肝为臣,与柴胡合用,以补养肝血,条达肝气,可使柴胡升散而无耗散阴血之弊。佐以枳实理气解郁,泄热破结,与柴胡为伍,一升一降,加强气机升降之功,并奏升清降浊之效;与白芍相配,又能理气和血,使气血调和。使以甘草调和诸药,益脾和中。

综合四药,共奏透邪解郁,疏肝解郁之效,使邪去郁解,气血调畅,清阳得伸,四逆自愈。

原方用白饮(米汤)和服,亦取中气和则阴阳之气自相顺接之意。

加减运用

由于本方有疏肝理气之功,所以后世常以本方加减治疗肝脾气郁所致胁肋脘腹疼痛诸症。四逆散为调和肝脾的基础方,原治阳郁厥逆证。临床应用以手足不温,或胁肋、脘腹疼痛。现代用本方治疗因肝胆气郁,肝脾不和引起的慢性肝炎、胆囊炎、胆石症、胆道蛔虫症、肋间神经痛、胃溃疡、胃炎、胃肠神经官能症、附件炎、输卵管堵塞、急性乳腺炎等。

在临床中我们经常使用的柴胡疏肝散就是由四逆散演化而来的,即四逆散加陈皮、香附、川芎等药组成。

柴胡疏肝散(《景岳全书》《证治准绳》引《医学统旨》方)			
柴胡 二钱(5g)	醋陈皮 二钱(5g)	香附 一钱半(4.5g)	炒枳壳 一钱半(4.5g)
芍药 一钱半(4.5g)	炙甘草 5分(1.5g)		

功用:疏肝理气,活血止痛。

主治:肝气郁滞证。胁肋疼痛,胸闷善太息,情志抑郁易怒,或嗳气,
脘腹胀满,脉弦。

方证辨解

柴胡疏肝散是肝气郁结不得疏泄,气郁导致血滞,故见胁肋疼痛诸症。方用
四逆散去枳实,加陈皮、枳壳、川芎、香附增强疏肝行气、活血止痛之效。故
服后肝气条达,血脉通畅,痛止而诸症亦除。

临床体悟

1. 四逆散是和解肝脾的方剂,主治手足不温、手足厥冷,而柴胡疏肝散是疏
肝理气、活血止痛的方剂,治疗胁肋疼痛为主,而不是调和肝脾方,正因为是
疏肝方,疼痛由于肝气郁结而致,气不顺畅,血亦不和之故。然对于阴血不
足、肝火旺的人不能用,这时要选用一贯煎治疗为好。

2. 两方中都用柴胡,叶天士曾说"柴胡劫肝阴,葛根竭胃汁",所以我们
用此药时要注意不能太过,太过了就会把相火挑动出来,会伤肝阴,这
是因为肝本身既藏血又藏有相火。另外,葛根一药是升津而不是生津,
对于胃阴不足的患者,如果服用时间过长也会将胃中的津液消耗得越来
越少。

3. 四逆散中,因为有外邪,此时用柴胡为好,而柴胡疏肝散方在方剂中未注
明是生用还是制用,我认为用醋柴胡为好,因为醋柴胡疏肝解郁好,北柴胡
疏散退热强。四逆散中用枳实,而柴胡疏肝散用枳壳,《药性赋》讲:"宽中

下气,枳壳缓而枳实速也"。四逆散中用枳实在于理气解郁、泄热破结,而柴胡疏肝散中用枳壳偏于理气消胀。对于两方中所用芍药是白芍还是赤芍,根据其养血柔肝之作用,应以白芍为准。而《金匮要略》枳实芍药散中的芍药,因为治疗气血郁滞证,故白芍与赤芍合用亦可。

温中祛寒适用于中焦虚寒证。除治疗中焦脾胃虚寒的基础方理中丸外,临床中最常用的是小建中汤。本方既是温中补虚、缓急止痛之剂,又是调和阴阳、柔肝理脾之常用方。由此方演化的黄芪建中汤与当归建中汤也是医者常用的方剂。

小 建 中 汤

小建中汤（《伤寒论》）

桂枝 三两(9g)　　　炙甘草 二两(6g)　　　大枣 十二枚(6枚)　　　芍药 六两(18g)

生姜 三两(9g)　　　胶饴 一升(30g)

功用:温中补虚,和里缓急。

主治:中焦虚寒,肝脾不和证。腹中拘急疼痛,喜温喜按,神疲乏力,虚怯少气;或心中悸动,虚烦不宁,面色无华;或体四肢酸楚,手足烦热,咽干口燥。舌淡苔白,脉细弦。

来源:小建中汤为桂枝汤中芍药用量加倍,再加饴糖组成,也就是比桂枝汤多了三两芍药、一升饴糖。

方证辨解

本方病证因中焦虚寒、肝脾失和、化源不足所致。原方证首先提出虚劳里急,虚劳就是气血阴阳俱虚,即《黄帝内经》所云"邪气盛则实,精气夺则虚"中的虚,虚到一定程度才叫虚劳。

里急,主要是指腹中挛急而痛,或是由于中焦虚寒、肝木乘土,故腹中均急疼痛,喜温喜按。

脾胃为气血生化之源,中焦虚寒,化源匮乏,气血俱虚故见心悸、面色无华、发热、口燥咽干等,这些都是代表不同的脏腑虚。心悸很明显属于心气虚;或是由于肝阴不足,肝火上冲所致;腹中痛是脾虚肝强,木来克土;梦多遗精是肾阴虚,阳失所制,心肾不交;四肢酸痛,手掌烦热,一方面是脾虚,脾主肌肉四肢,脾气不足则不能主肌肉,不能主四肢所以出现酸痛,另一方面手掌心热是一种阴虚发热,血虚发热;咽干口燥就是肺阴虚。从整体来看,诸症涉及了五脏虚和气血阴阳虚。所以治宜温中补虚而兼养阴和里缓急而能止痛。

对于本证的治疗原则,后人对小建中汤提出"五脏气血皆虚,从中治","中"就是脾胃,是中焦,因为中焦为后天之本,为水谷之海,为气血生化之源。只有把中焦脾胃调好了,它才能生化气血,才能补五脏,五脏的精气都来源于脾胃。

对于治疗还要强调一个"甘"字,意思是在用药物治疗的时候不能用峻烈的药,要用甘味的药,要阴阳并补。但在阴阳俱不足的情况下可能发生"补阳则阴竭",因为补阳的药都是温热之药,就要耗阴,阴阳是相互为根、相互联系的,阴阳俱不足时,不宜用峻剂,虚到一定程度时,只能饮以甘药,而不能用峻补,切不可贪功冒进。

组方特点

小建中汤在桂枝汤的基础上加了饴糖,辛甘合化为阳。饴糖本身特点既是甘温,又是质润胶黏的,所以不但补脾气而且滋脾阴。

本方在加饴糖的同时，也加大了芍药的用量，这是因为全方主要是甘温、辛温的药物。要想做到补中阳而不伤阴，又能适合于虚劳的情况，要阴阳兼顾，所以加上了酸苦微寒的芍药。芍药与甘药相配加强了酸甘化阴的作用。

饴糖温补中焦，缓急止痛，而酸甘之白芍养营阴，缓甘急，止腹痛。

本方证由于是虚劳证，不仅有虚寒还有虚热，有寒有热，所以本方用桂枝温阳气，祛寒邪，再佐以生姜温胃散寒，芍药柔肝养阴且有清虚热作用。因此配以大枣补脾益气，补气而生阴血，炙甘草益气和中调和诸药。

临床医案

徐某，女，38 岁，教师，于 2016 年 8 月 3 日就诊。

主诉：失眠半年。

病史：患者失眠半年，入睡困难，多梦，周身乏力，胃脘部隐隐胀痛不适，喜温喜按。间断出现心慌，多于失眠时出现。纳差，二便调。曾查心电图未见异常，胃镜示浅表性胃炎。

检查：血压 113/82mmHg，神清，心肺（−），腹软，无压痛、反跳痛及肌紧张，舌淡，苔白，脉濡细。

西医诊断：失眠，自主神经功能紊乱。

中医诊断：失眠（中气虚弱，肝脾不和）。

治法：温中补虚，调肝和脾。

处方：小建中汤。

方药：桂枝 9g　　　　炙甘草 6g　　　　大枣 6枚　　　　白芍 18g

生姜 9g　　　　饴糖 30g

7 剂，每日 1 剂，水煎，分 2 次服。

二诊：服 7 剂后，失眠减轻，仍多梦，乏力。心悸、腹中隐痛好转。原方继服 14 剂后痊愈。

诊治思路: 患者中年女性,苦于失眠,自服多种药物治疗效果不佳。详问病史后,发现患者脾胃虚寒,中气虚弱明显,脾虚肝气乘之,脾胃不和,肝脾不调,古云:"胃不和则卧不安",故见失眠。应用小建中汤温中补虚,脾胃虚弱得以补益,肝气自然顺畅,肝脾调和,诸症皆消。

黄芪建中汤

黄芪建中汤出自《金匮要略》,即小建中汤加黄芪,目前临床上此方应用较多。

黄芪建中汤(《金匮要略》)

桂枝 三两(9g)	炙甘草 二两(6g)	大枣 12枚(6枚)	芍药 六两(18g)
生姜 三两(9g)	黄芪 一两半(5g)	胶饴 一升(30g)	

功用:温中补气,和胃缓急。

主治:阴阳俱虚证,症见里急腹痛,喜温喜按。形体羸瘦,面色无华,心悸,气短,自汗盗汗。

方证辨解

黄芪建中汤是小建中汤加黄芪而成,在《金匮要略》中没有对黄芪建中汤证详细的症状描述,只有"虚劳里急,诸不足,黄芪建中汤主之"。

本方证"虚劳里急","里急"是腹中拘急疼痛,"诸不足"就是有各种虚弱的病证。用"黄芪建中汤主之"就是在小建中汤的基础上再加一味黄芪,不仅提高了补气的功效,并且黄芪能助小建中汤补益脾胃,温中散寒止痛,因为往往脾胃虚弱会引起腹痛,所以临床中常用此方治疗脾胃虚寒引起的胃痛、腹痛。

黄芪建中汤内还可以加人参或党参,以增加补气之功;如见气短、胸满者可加生姜,气短胸满说明有痰,加生姜为了祛痰;腹满者应去枣,加茯苓,这是因为大枣较滋腻,加茯苓是健脾利湿泄满;如肺虚损不足,在补气的同时可加半夏祛痰止咳。

临床医案

周某,男,42 岁,于 2016 年 4 月 11 日就诊。

主诉: 胃痛 2 年,加重 1 个月。

病史: 患者间断出现胃脘部胀痛 2 年余,因胀痛不明显,患者未予重视,多于饮食不节后诱发,进食后胃脘胀闷不适尤甚。呃逆,时有恶心,畏寒,畏空调,神疲乏力,倦怠,纳差,大便时溏。在外院查胃镜提示慢性萎缩性胃炎。

查体: 神清,心肺(-),腹软,剑突下轻压痛,无反跳痛及肌紧张。舌暗淡,苔白微腻,脉细无力。

西医诊断: 慢性浅表性胃炎。

中医诊断: 胃痛(中气虚弱)。

治法: 温中补气,和胃缓急。

处方: 黄芪建中汤。

方药: 桂枝 ₉g   炙甘草 ₆g   大枣 ₆枚   白芍 ₁₈g

生姜 ₉g   黄芪 ₁₅g   饴糖 ₃₀g

7 剂,水煎服,每日 2 次。

二诊: 患者服 7 剂后,胃痛乏力有所减轻,仍有胃胀呃逆,畏寒,舌淡,苔白,脉细。在前方基础上去大枣,加党参 10g,茯苓 15g,12 剂后病愈。

诊治思路: 中气虚弱,故见脘腹胀痛不适,畏寒,神疲乏力,舌脉亦为其征象。方用黄芪建中汤温中补气,中气足,神疲乏力自愈。桂枝温中散寒可除脘腹冷痛。二诊腹痛乏力均减轻,胃脘胀满明显,故去大枣,加茯苓健脾祛湿除胀,加党参增加健脾益气之功。

当归建中汤

当归建中汤出自于《千金翼方》,是治疗妇女产后血虚的一个方子。

当归建中汤(《千金翼方》)

当归 四两(12g)　　桂心 三两(9g)　　炙甘草 二两(6g)　　芍药 六两(18g)

生姜 三两(9g)　　大枣 12枚(6枚)　　加饴糖 六两(30g)

功用:温补气血,缓急止痛。
主治:产后虚羸不足,腹中疼痛不已,吸吸少气,或小腹拘急挛痛引腰背,不能饮食者。

方证辨解

当归建中汤也是小建中汤加当归而成,只不过桂枝改用桂心,治疗妇人产后血虚,更准确地说是治疗产后气血俱虚,见腹中疼痛,即抽搐痛,痛虽不剧烈,但痛得极其难受,而且不是阵发的,是肚子持续性抽痛,得按则舒。所谓吸吸少气,就是觉得气短老要吸气,这是因为气不够用。

本方侧重于补血,以和血止痛。

临床体悟

小建中汤、黄芪建中汤、当归建中汤的基础方都是桂枝汤，但药物用量却大不相同。

桂枝汤： 桂枝 $_{9g}$　　芍药 $_{9g}$　　炙甘草 $_{6g}$　　生姜 $_{9g}$　　大枣 $_{3枚}$

建中汤： 桂枝 $_{9g}$　　芍药 $_{18g}$　　炙甘草 $_{6g}$　　生姜 $_{9g}$　　大枣 $_{6枚}$

三个建中汤是由桂枝汤中芍药的量加倍，由 9g 加至 18g，这是因为桂枝汤在这里不是调和营卫解肌表之邪，而在建中汤中均为温中补虚之剂，以辛甘为主，故用大量芍药有酸甘化阴之意，适用于阴阳气血俱虚之证。

小建中汤中加甘温质润之饴糖来温补中焦，缓急止痛。

黄芪建中汤中再加黄芪是增强益中之功，阳生阴长，诸虚不足之证。

当归建中汤中加苦辛甘温，补血和血之当归以治产后虚羸，百脉空虚之证。

这里还要谈谈大枣的用量问题，三个建中汤与桂枝汤原文大枣都是十二枚，在一些教材中桂枝汤中用 3 枚，三个建中汤中为 4 枚，而另一些教材中三个建中汤用枣改为 6 枚，也就说是桂枝汤用枣量的两倍，这说明在建中汤中强调补脾益气的作用，而桂枝汤中姜与枣可以升腾脾胃生发之气。

对于饴糖，现代很少有人用，但我们必须清楚饴糖在小建中汤中是君药，而且用量很大，为 30g，这是因为饴糖本身既是甘温的，又是质润胶黏的，不但补脾气而且滋脾阴。本方在用饴糖的同时加大了芍药的用量，是因为全方主要为甘温、辛温的药物，要想做到建中阳而不伤阴，又能适合虚劳的情况，阴阳兼顾，所以加上酸苦微寒的芍药。芍药与那些甘药相配，就加强了酸甘化阴的作用。

对于黄芪建中汤中的黄芪是生黄芪还是炙黄芪的问题,一般教材中没有注明,依据黄芪建中汤中黄芪不单提到了补气的功效而且能助小建中汤补益脾胃、温中散寒止痛来考虑,此处应当用炙黄芪不应用生黄芪,因为炙黄芪主要有补中益气的作用,而生黄芪走表能固表止汗。

另外在《金匮要略》有一个治疗血痹的黄芪桂枝五物汤,由黄芪三两、芍药三两、桂枝三两、生姜六两、大枣十二枚组方。方中没有炙甘草,这是因为血痹由于阳气不足、血脉不遂引起的。

我在临床中经常应用黄芪建中汤加味治疗脾虚胃寒之胃痛。其中张泽生老中医的"胃炎灵"就是以黄芪建中汤为主的一张方剂,临床效果明显。特别是用治中虚气滞型胃病,每多获效。

临床医案

刘某,女,17 岁,2017 年 9 月 18 日就诊。

主诉:经期腹痛 5 年余。

病史:患者自初潮即出现痛经,月经先期,经色淡,有少量血块,神疲乏力,畏寒。

查体:神清,嘴唇色暗,心肺(−),腹软,无压痛,舌暗淡,苔白,脉细涩无力。

西医诊断:痛经。

中医诊断:经期腹痛(气血虚弱)。

治法:温补气血,缓急止痛。

处方:当归建中汤。

方药:

当归 12g	桂枝 9g	炙甘草 6g	大枣 6枚
白芍 9g	赤芍 9g	生姜 9g	饴糖 30g

中药配方颗粒剂,14 剂,水冲服,每日 2 次。

二诊：服上药 14 剂后患者经行，腹痛减轻，下腹坠胀，畏寒，仍有乏力，月经仍有血块，舌暗淡，苔薄白，脉细涩。予上方加艾叶 10g，延胡索 15g，去生姜，加炮姜 3g。服 21 剂。

三诊：患者此次经行腹痛明显减轻，乏力畏寒好转，前方加益母草 12g，继服 14 剂。

四诊：此次就诊诉痛经及乏力均消失。

诊治思路：患者从初潮起即痛经，综观症状舌脉，证属气血不足，中气虚弱，故选用当归建中汤温补气血。气血不足，运行无力，必致血瘀，故赤芍、白芍并用，取赤芍活血之功。14 剂后腹痛乏力虽减，但小腹坠胀、畏寒、月经有血块等症状仍存，故加艾叶、炮姜，去生姜，取温宫散寒之效，加延胡索活血散瘀理气止痛。21 剂后诸症皆明显好转。三诊加益母草，乃于一派辛温之品种放入微寒之品，以防温燥太过，并取其活血调经之功。

试谈平肝息风三方证治

平息内风主要是治肝，因为《黄帝内经》讲"诸风掉眩，皆属于肝"，风性动，而内风为病基本都会出现一些惊厥的现象，所以主要在肝。但内风也有虚实之分，平肝息风、清肝养血是一般的治疗原则。临床上常用的主要是羚角钩藤汤、镇肝熄风汤和天麻钩藤饮。

羚角钩藤汤

羚角钩藤汤是平息内风的第一方，也是治疗肝经热盛动风的常用方，临床应用以高热烦躁、手足抽搐、舌绛而干、脉弦数为辨证要点。西医学常用于属肝经热盛、热极动风或阳亢风动引起的流脑、乙脑及妊娠子痫、高血压所致的头痛、眩晕、抽搐等。

羚角钩藤汤(《通俗伤寒论》)

羚角片一钱半(4.5g)	霜桑叶二钱(6g)	京川贝四钱(12g)	鲜生地五钱(15g)
双钩藤三钱(9g)	茯神木三钱(9g)	生白芍三钱(9g)	生甘草八分(2.4g)
淡竹茹五钱(15g)			

功用：凉肝息风，增液舒筋。

主治：肝经热盛，热极动风，高热不退，烦闷躁扰，手足抽搐，发为痉厥，甚至神昏，舌质绛而干，或舌焦起刺，脉弦而数。

肝热风阳上逆，头晕胀痛，耳鸣心悸，面红如醉，或手足躁扰，甚则瘛疭，舌红，脉弦数。

方证辨解

本方主治热病当中发生的风、热入阴分，热入血分，伤耗阴血，造成风动。所以说是肝经热盛，热极生风，由外邪（温热病邪）传入厥阴而肝经热盛，热极动风所致。

羚角钩藤汤证的特点是除了风的里证以外，还可以见到高热引起的诸多见证，均以高热灼伤阴血有关。由于有高热，所以阴大伤，而出现烦躁内扰、神昏，这是热入血分的表现，具体来讲，肝经热盛，故高热不退；热扰心神，则烦闷躁扰，甚则神昏；热极动风，且风火相煽，灼伤津液，筋脉失养，以致手足抽搐，发为痉厥；肝经风阳上逆，而头晕胀痛，手足躁扰。因此对于此证治宜清热、凉肝、息风为主，佐以养阴增液舒筋。

组方特点

羚羊角咸寒，入肝经，善于凉肝息风，清而兼散，与一些大寒沉降之品如赭石、珍珠母不同。钩藤甘寒入肝经，清热柔肝，息风解痉。钩藤后下是因为其既有甘味，又有苦味，但性凉，所以后下，少煎，取其甘寒能清热生津、息风止痉之效，与羚羊角合用，相得益彰，清热凉肝，息风止痉之功益著，所以两者为君药。

桑叶和菊花清热平肝，用在哪个方面，就配哪个方面的药，如桑菊饮加杏仁、连翘、桔梗、薄荷等可以疏风清热，在这里是作为清肝之用，可以散热外透，以加强凉肝息风之效，所以为臣药。

本方地黄用的是鲜生地黄，重在清热生津，凉血滋阴。因为本方是由风火相煽，最易耗阴劫液，所以在此用鲜生地黄最为相宜。它与白芍合用，能更好地发挥柔肝、养阴、清热舒筋作用。特别是两味药与甘草相伍，酸甘化阴，养阴增液，舒筋缓急而加强息风解痉之力。

方中为什么用川贝母和竹茹呢？这是因为热伤经络，津液不能正常地布散，肝热扰心，肝热伤肺，所以津液就变化热痰，所以用这两个药清热化痰。因为川贝母能祛除热痰，润肺散结，竹茹既能除热痰，又能清经络之热，加上本方中生甘草清心火。

茯神木具有平肝宁心安神之效，只是目前药房少见，可用茯神。

综观全方以凉肝息风为主，配伍滋阴、化痰安神之品标本兼治，为凉肝息风法的代表方。

加减运用

若邪热内闭，神昏谵语者，可配合紫雪或安宫牛黄丸清热开窍。

《医宗金鉴》中有一个钩藤饮，由人参、全蝎、羚羊角、天麻、钩藤、炙甘草组成，具有清热息风、益气解痉之功。主治小儿惊风，壮热惊悸，牙关紧闭，手足抽搐，头目仰视。

临床体悟

羚羊角较贵，临床上可以用大量石决明代替使用，但对于因高血压引起的头痛较重者应使用羚羊角为好。

方中的地黄与竹茹均为鲜品，如果没有也可以用生地黄与淡竹茹。方中的菊花严格说起来应当使用白菊花或滁菊花，不能用黄菊花，因为黄菊花用于外感病，是以散为主的。至于钩藤为什么后下，除了因寒凉取其甘凉之意，也有人认为钩藤久煎则力小。

临床医案

巩某,男,52 岁,2015 年 5 月 8 日入院。

主诉:睡眠增多、言语混乱 1 天。

现病史:患者昨天开始出现睡眠增多,家属可叫醒,醒后偶有胡言乱语,家属未予就医。今日患者仍睡眠多,家属唤醒后,言语混乱,时拍打头部,伴有恶心、呕吐咖啡色物质,故来我院门诊就诊,查头颅 CT 示右侧底节区出血破入脑室,桥脑区腔隙灶,左侧颞下极蛛网膜囊肿。患者为系统治疗至我病区住院治疗。刻下症:昏昏欲睡,呼之可应,言语混乱,鼻鼾痰鸣,面赤口臭,躁动,呕吐咖啡色物质 2 次,小便失禁,大便臭秽。

查体:血压 180/110mmHg,查体欠合作,双肺呼吸音粗,可闻及痰鸣音。昏睡,可大声唤醒,对答不完全切题,双瞳孔等大等圆,对光反射存在,眼动检查不合作,四肢肌力肌张力正常,双侧腱反射对称性减低,疼痛刺激可见肢体回缩,右侧巴宾斯基征(+),脑膜刺激征(+),颈项强直,颏胸距四横指,布鲁津斯基征(+)。舌红,苔黄腻,脉滑数。

西医诊断:脑出血(脑胃综合征);高血压 3 级(极高危组);应激性溃疡。

中医诊断:中风(中脏腑,痰热内闭证)。

治法:清热化痰,醒神开窍。

处方:羚角钩藤汤。

方药:羚羊角粉(冲服)3g   钩藤(后下)10g   桑叶 10g   菊花 10g

生地黄 10g   赤芍 10g   川贝母 6g   竹茹 10g

三七粉(冲服)3g   茯神 10g   甘草 6g   白及 10g

3 剂,水煎服,每日 1 剂,早、晚鼻饲。

经治疗 3 天后(5 月 11 日)患者神志转清,诉头痛剧烈,颈项强直,并伴有顽固呃逆。舌暗红,苔黄腻,脉弦滑。予行腰穿提示脑脊液压力 300mmH$_2$O,甘露醇改为 250ml 每 6 小时一次静脉滴注,增强脱水之力。中医辨证为中风(中经络,痰瘀阻络),治以活血化痰之法,予化痰通络汤加减。

诊治思路: 方中以羚羊角、钩藤清热凉肝,息风止痉,共为君药;桑叶、菊花清热息风,为臣药;白芍、生地黄、甘草养阴增液以柔肝舒筋,竹茹、贝母清热除痰,茯神宁心安神,均为佐药;甘草调和诸药,兼以为使。诸药合用,共奏平肝息风,清热止痉之效。

镇肝熄风汤

镇肝熄风汤是治疗类中风之常用方,无论是中风之前,还是中风之时,亦或是中风之后皆可运用。西医学认为,此方适用于属于肝肾阴虚,肝风内动引起的高血压、脑血栓形成、脑出血、血管神经性头痛。

镇肝熄风汤(《医学衷中参西录》)

怀牛膝—两(30g)	生赭石—两(30g)	生龙骨五钱(15g)	生牡蛎五钱(15g)
生龟板五钱(15g)	生杭芍五钱(15g)	生麦芽二钱(6g)	玄参五钱(15g)
天冬五钱(15g)	川楝子二钱(6g)	茵陈二钱(6g)	甘草—钱半(4.5g)

功用:镇肝息风,滋阴潜阳。

主治:肝肾阴亏,肝阳上亢,气血逆乱。头目眩晕,目胀耳鸣,脑部热痛,心中烦热,面色如醉,或时常嗳气,或肢体渐觉不利,口角渐渐歪斜;甚或眩晕颠仆,昏不知人,移时始醒;或醒后不能复原,精神短少,脉长有力者。

方证辨解

本方主治类中风,张氏称内中风。其病机为肝肾阴虚,肝阳化风所致。肝为风木之脏，体阴而用阳，肝肾阴虚，肝阳偏亢，阳亢化风，风阳上扰，故见头目眩晕，目胀耳鸣、脑部热痛，面红如醉；肾水不能上济心火，心肝火盛，则心中烦热；肝阳偏亢，气血随之逆乱，遂致卒中。轻则风中经络肢体渐觉不利，口眼渐形歪斜；重则风中脏腑，眩晕颠仆，不知人事等。《素问·调经论》谓："血之与气，并走于上，则为大厥，厥则暴死，气复反则生，不反则死"。本证以肝肾阴虚为本，肝阳上亢、气血逆乱为标。但以标实为主。

组方特点

本方治以镇肝息风为主，佐以滋养肝肾。本方既然以镇肝息风为主，就应以重镇平肝的药为主，然而本方却以引血下行的怀牛膝为主，方中生赭石、生龙骨、生牡蛎、生龟板都是重镇潜阳的药，目的是把亢盛之阳重镇下去。生赭石质量沉降，镇肝降逆，是阳明经的药。冲为血海，所以气血涌于上者，用赭石比用磁石要好一些，因为赭石是镇而不养，而磁石是入心、肾两经的药，兼存养阴作用。生龙骨、生牡蛎、生龟板滋阴潜阳，但龙牡的作用较缓，不如用生龙齿和生石决明好，特别是头胀痛厉害、有中风前兆时用此两味药，其重镇、镇惊作用更强。

重用怀牛膝是本方的一个特点，怀牛膝归肝、肾经，入血分，性善下行，故重用以引血下行，又能补肝肾，行而有补。它与生赭石合用，引气下行，急治其标。

方中用天冬而不是麦冬，有其特殊作用。因为上面用镇的药物较多，下面就要有帮助接纳的药物，才能使镇下来的阳在下面安得住，天冬补肾阴，芍药养肝血、补肝肾，与入肾经的龟板、牡蛎共同补阴，可使阳不致上窜。

方中的玄参不但能滋阴清热，还能引肾水上行，这样使阴补足以后，还能上济于心，达到一个阴阳交济协调的目的。

方中用川楝子清泄肝热，疏肝理气，是因为肝经有相火的问题，但应当注意川棟子苦寒之气太重,应少用,6g 为宜,这与一贯煎中用 6g 川棟子是一个道理。

肝为刚脏,性喜条达而恶抑郁,过用重镇之品势必影响其条达之性,故又以茵陈、川棟子、生麦芽清泄肝热,疏肝理气,以遂其性。生麦芽在这里还有一个作用,是唯恐重镇以后会损伤胃气,故用之以疏肝和胃。甘草调和诸药,合生麦芽和胃安中以防金石、介类药物碍胃。

综观全方,重用潜镇诸药,配伍滋阴疏肝之品,共成标本兼治,而以治标为主的良方。

临床体悟

本方重镇下行之药较多,使用时不可妄加用量,否则会伤阴,以及损伤胃气及。

方中用的是生白芍而不是炒白芍,炒白芍有和中缓急的作用,而生白芍才有养阴补血柔肝的作用。方中用怀牛膝而不是川牛膝,重用怀牛膝是取其补益肝肾阴和引血下行两个作用,在天麻钩藤饮中用的才是川牛膝。方中川棟子不可重用,重用容易伤肝。甘草目的是调和诸药,应为炙甘草。至于茵陈,有的医者主张用青蒿,认为茵陈为青蒿之嫩者,青蒿辛透作用较强,现代医者仍用茵陈为多。

临床医案

张某,女,42 岁,于 2011 年 6 月 7 日入院。

主诉:左侧肢体活动不利 1 天。

现病史:患者昨日晨起后出现左侧肢体无力,行走费力,无肢体麻木,无头晕头痛,未在意,未就诊,今晨上述症状仍不缓解,故来我院门诊,考虑"脑梗死",收入院。

查体：血压 140/80mmHg,神清语利,左上肢肌力 0 级,左下肢肌力 1 级,左下肢腱反射亢进,左侧巴宾斯基征(±),舌质红,苔薄黄,脉弦滑。

辅助检查：头颅 CT 示右侧基底节区低密度灶。心电图(－),血红蛋白 80g/L,中性粒细胞比例 81.7%;血沉 65mm/h;血钾 3.15mmol/L,血糖、血脂、肝肾功能、甲状腺功能、肿瘤标记物未见明显异常。

西医诊断：脑梗死。

中医诊断：中风(中经络,风火上扰)。

治法：平肝潜阳,息风通络。

处方：镇肝熄风汤加减。

方药：

牛膝 30g	赭石 30g	生龙骨 15g	生牡蛎 15g
玄参 15g	生白芍 15g	天门冬 15g	生麦芽 6g
茵陈 10g	天麻 10g	钩藤 10g	川楝子 6g
炙甘草 6g			

　　7 剂,中药配方颗粒剂,每日 1 剂,早、晚分服。

诊治思路：镇肝熄风汤是平肝息风剂中较为常用的方剂,方中以重镇药为主,又有滋阴之品,肝阳可降,降后可安,可谓水火相济,阴阳互调。

天麻钩藤饮

天麻钩藤饮是治疗肝阳上亢、肝风上扰的常用方,临床上常用于治疗头晕、眩晕、失眠等症。本方在临床上应用较为广泛。

天麻钩藤饮(《中医内科杂病证治新义》)			
天麻 9g	钩藤 12g	生决明 18g	山栀 9g
黄芩 9g	杜仲 9g	川牛膝 12g	桑寄生 9g
益母草 9g	首乌藤 9g	朱茯神 9g	

功用:平肝息风,清热活血,补益肝肾。

主治:肝阳偏亢,肝风上扰证。头痛、眩晕、失眠多梦或口苦面红,舌红苔黄,脉弦或数。

方证辨解

本方证由肝阴不足,肝阳偏亢,生风化热所致。肝阳偏亢,风阳上扰,故头痛、眩晕;肝阳有余,化热扰心,故心神不安,失眠多梦。本证属本虚标实,而以标实为主,故治以平肝息风,佐以清热安神,补益肝肾之法。

组方特点

方中天麻、钩藤、石决明平肝息风,山栀子、黄芩清热降火,川牛膝、桑寄生补益肝肾,首乌藤、茯神宁心安神。具体来讲,方中天麻、钩藤平肝息风为君药。石决明咸寒质重,不仅能平肝息风,并能除热明目,助天麻、钩藤加强平肝息风之力;川牛膝引血下行,并能活血利水,共为臣药。杜仲、桑寄生补益肝肾以治本;栀子、黄芩清热降火以折其亢阳;益母草和川牛膝活血利水,有利于降肝阳;首乌藤、朱茯神宁心安神均为佐药。诸药合用,共成平肝息风、清热活血、补益肝肾之剂。

加减运用

本方常用于治疗肝阳上亢、肝风上扰引起的高血压、急性脑血管病、内耳眩晕等。故见眩晕、头痛剧者可加羚羊角、龙骨、牡蛎等,以增强平肝潜阳息风之力;若肝火盛,口苦面赤,心烦易怒,可加入清肝泻火的龙胆草、夏枯草;脉弦而细者,可加强滋补肝肾的生地黄、枸杞子、何首乌。

临床体悟

临床上使用本方要抓住四大症,即头晕、头痛、腰及下肢无力和失眠多梦,因为"人过四旬,阴气自半",故患高血压的患者往往肝肾不足,运用本方较妥。

本方的牛膝是川牛膝,而镇肝熄风汤中用的是怀牛膝。川牛膝在方中有三个作用,一是引血下行,二是活血引水下行,三是补益肝肾,故重用12g,或可用至15g。石决明平肝潜阳之力强,血压高者可用至30g。关于本方中是生杜仲还是盐杜仲,现代研究表明,炒杜仲降压作用较强,故方中应为炒杜仲。

羚角钩藤汤、镇肝熄风汤、天麻钩藤饮均为平肝息风之剂,其中羚角钩藤汤清热凉肝息风之力强,主治肝经热盛、热极动风之证。天麻钩藤饮的特点是以凉肝息风为主,配伍滋阴、化痰、安神之品,标本兼治,为凉肝息风法的代表方。

镇肝熄风汤镇肝潜阳息风之力强,并善引血下行,多用于肝肾阴虚,肝阳上亢,风阳上扰,气血逆乱之头痛眩晕,目胀耳鸣,面红如醉,甚或中风者。本方特点是重用潜镇诸药,配伍滋阴疏肝之品,标本兼治,而以治标为主。

天麻钩藤饮则兼有清热活血安神之功,常用于肝阳偏亢,肝风上扰之头痛、眩晕、失眠。本方的特点是以平肝息风为主,佐以清热活血、补益肝肾之品,具有降压、镇静安神、缓痛之功。

临床医案

王某,男,68岁,2017年8月16日初诊。

主诉:头晕、头痛2小时。

现病史: 患者晨起生气后自感头晕、头痛,天旋地转,视物昏花,口苦、胁胀,恶心欲吐,纳差,腰膝酸痛,小便短赤,大便偏干。

查体: 血压 180/120mmHg,神经系统查体(−)。舌质红,苔白腻,脉弦数。

辅助检查: 头颅 CT 未见明显异常。

西医诊断: 高血压。

中医辨证: 眩晕(肝肾阴虚,风阳上扰)。

治法: 平肝息风潜阳。

处方: 天麻钩藤饮。

方药: 天麻$_{10g}$　　钩藤$_{12g}$^{后下}　　生决明$_{30g}$^{先下}　　山栀子$_{10g}$

　　　　黄芩$_{10g}$　　杜仲$_{10g}$　　　川牛膝$_{12g}$　　桑寄生$_{15g}$

　　　　益母草$_{9g}$　　首乌藤$_{9g}$　　　茯神$_{9g}$　　　胆南星$_{6g}$

5 剂,水煎温服,每日 1 剂。嘱其怡性情,戒恼怒,加调养。

二诊(8 月 21 日),患者服上药 5 剂,诸症悉除,饮食大增,脉缓苔褪,可自散步,虑其年迈,肝肾不足,恐再复发,故于前方中加龟板、玄参各 15g,以滋肾养肝,又进 5 剂,未再发病。

诊治思路:《素问·至真要大论》载:"诸风掉眩,皆属于肝",清代叶天士在《临证指南医案》中指出:"阴亏液耗,风动阳升"。笔者认为本案首诊的病因病机乃肝肾阴虚为本,肝阳上亢为标,临床上使用本方要抓住四大症,即头晕、头痛、腰及下肢无力和失眠多梦,因为"人过四旬,阴气自半",故患高血压的患者往往肝肾不足,故用本方较妥。对于本方的牛膝,注意是川牛膝,川牛膝在方中有三个作用,一是引血下行,二是活血引水下行,三是补益肝肾,故重用 12g,或可用至 15g。生石决明平肝潜阳之力强,血压高者可用至 30g。头晕甚者加菊花 10g;头痛甚者加川芎 15g;恶心呕吐者加竹茹 10g,赭石 10g;耳鸣耳聋者加磁石 30g,石菖蒲 10g;神昏者加石菖蒲 10g,郁金 10g;胸闷恶心、呕吐痰涎者加半夏 9g,胆南星 9g;腰膝酸软者加桑寄生 10g,续断 10g;颈项僵硬者加葛根 10g。

带下病是妇女常见病之一,本病主要由于湿邪影响任脉、带脉,以致带脉失约,任脉不固所形成。脾虚、肾虚、湿热是带下致病因素。带下证有白带、黄带、赤白带以及青绿带。临床上治疗带证,一般要结合全身症状,联系既往病史、孕产史等全面分析,做出正确的辨证论治。我们在临床上治疗带证,往往选择完带汤、易黄汤和清带汤。

完 带 汤

完带汤是治疗脾虚带下的常用方,是傅青主治带第一方,西医学常用此方治疗因脾虚而致的子宫颈炎、阴道炎等。

完带汤(《傅青主女科》)

白术—两 土炒(30g)	山药—两 炒(30g)	人参二钱(6g)	白芍三钱 酒炒(15g)
车前子三钱 酒炒(9g)	苍术三钱(9g)	甘草—钱(3g)	陈皮五分(1.5g)
柴胡六分(1.8g)	黑芥穗五分(1.5g)		

功用:补中健脾,化湿止带。

主治:脾虚肝郁,湿浊下注,带下色白或淡黄,清稀无臭,面色㿠白,倦怠,便溏,舌淡苔白,脉缓或濡弱。

方证辨解

带下一证,多与肝脾关系密切。脾主运化,肝主疏泄,脾不健运则水谷之精微不化,湿浊内停,下注成带;若肝郁乘脾,脾失健运,则湿浊下注,亦可致带,故带下色白或淡黄、清稀无臭,面色㿠白、倦怠、便溏、舌淡苔白、脉缓濡弱均为脾虚湿盛之象。治宜益气疏肝,化湿止带。

带下病变都属于湿证。以"带"命名该病,是因为该病的基本病机是带脉功能失常,约束功能减退,所以用"带"命名。带脉与任督二脉相通,任督二脉的病变影响到带脉,就会引起带脉的病变。带脉功能失调会引起妇女月经失调和胎停育。损伤带脉的原因有跌仆闪挫、房事无节、饮酒过度等原因。

组方特点

本方及组成特点有:一个是补脾化湿,一个是疏肝扶脾。所以方中用人参、白术、山药补气健脾,其中人参补益后天之本,补脾气不足以强生化之源。山药有三大作用,即补脾、肺、肾之气,益脾、肺、肾之阴,略兼涩性。山药在方中不单健脾止带,兼有涩精涩带之功;白术补脾而燥湿,与山药共为君药。方中苍术与陈皮燥湿运脾、芳香行气以使君药补而不滞,气行湿自去;车前子淡渗利湿,使水湿从小便而去,为臣药。君臣相配,止带而不留湿,利湿而不伤正。方中白芍疏肝扶脾;柴胡升阳,使湿气不致下流入里;黑芥穗入血分,祛风胜湿以止带,三药均为佐药。甘草调和诸药,为使药,诸药配合,补散并用,使气旺脾健而阳升湿化则带下自止。

总之本方是脾、胃、肝三经同治,寓补于散,寄消于升,开宣升提肝木春升之气,因肝血不燥,不至于下乘于脾土;补益脾土之气,则脾气健运湿浊不生,水气易于分消。

临床体悟

1. 完带汤所用之白术、山药均为炒白术、炒山药。炒白术健脾燥湿,而生白术益气生血;炒山药具有一定涩性,补脾胃益肺气治带下,而生山药强肾生津治消渴,而且白术和山药均重用 30g。方中的白芍也是酒炒山药,有和中缓急之功。在此方中发挥疏肝扶脾的作用,特别与柴胡相配,一疏一敛,疏则治肝气郁结,敛则护阴气内守,相互为用而不伤正。方中黑芥穗指的是芥穗炭,荆芥穗是散头部的风邪,而本方中用的是荆芥穗炭,虽有止血作用,但在此方中,起到入血分散风胜湿以止带的作用,然用量较少,才 1.5g。由于甘草为调和诸药的作用,所以用的是炙甘草。方中注明用制苍术即是炒苍术,才能起到健脾燥湿的作用,临床上很少用生苍术。

2. 临床上笔者常遇到很多月经后期的患者,此类患者往往面色㿠白,大便溏薄,舌淡苔白。医者往往误认为肝脾血虚,而以补脾调肝治之,但月经仍不至。故笔者每遇到这类患者,一定要问其带下多少。如果白带过多,应首先治疗带证。带下过多,湿浊伤脾,脾不统血,胞宫经水不充,月经难调。所以治经先治带,带止宫中湿清,经血得充,经血自然而至。临床上使用此方,可适当加一些养血活血的调经药,如当归、白芍等。

3. 临床上我们也常遇到一些头晕、头沉的女性患者,有时会误认为是风痰作祟,使用一些息风化痰药而不显效,此时需要多问一句是否带下过多,因为有些患者是由于湿浊太盛、下注不利,上扰清窍也会出现头晕,如果是则针对治之,应用此方治疗带下,带止头晕自然好转,且不妨在方中加一些茺蔚子。

临床医案

谢某,女,45 岁,农民。2016 年 10 月 28 日就诊。

主诉:白带量多 5 个月余。
病史:患者 5 个月前淋雨后,月经至今未行,现带下量多,质稀,气味臭秽,倦怠乏力,下肢瘙痒。既往月经颜色深,有瘀块。

检查：彩超示子宫附件未见异常，舌质红，苔薄黄，脉弱。

西医诊断：白带异常。

中医诊断：带证（脾虚湿浊不化）。

治法：健脾化湿止带。

方药：苍术 30g　　白术 30g　　陈皮 10g　　车前草 10g

生甘草 10g　　党参 15g　　柴胡 10g　　白芍 30g

山药 30g　　乌贼骨 20g　　茜草 10g　　黄柏 10g

薏苡仁 30g　　败酱草 15g

7 剂。

二诊(2016 年 11 月 17 日)：患者自述服完第 2 剂后即月经来潮，色鲜红，量少。现白带减少，下肢瘙痒已愈，舌脉同前。续上方，7 剂。

回访(2016 年 11 月 25 日)：月经来潮，带下已愈。

诊治思路：完带汤方重用白术、山药健运脾土；人参、甘草、苍术补中气，燥脾土；白芍抑肝扶脾，合柴胡以疏肝柔肝；车前子利湿泄浊，使湿浊之邪从小便而去；陈皮理气燥湿，令气行而湿化；黑芥穗收涩止带。全方共奏补脾疏肝、化湿止带之功。

易　黄　汤

易黄汤也是《傅青主女科》中治疗黄带的一张良方，主要用于治疗肾虚湿热带下的常用方，现代常用于治疗宫颈炎和阴道炎。

易黄汤(《傅青主女科》)

山药 炒 一两(30g)　　芡实 炒 一两(30g)　　黄柏 盐水炒 二钱(6g)　　车前子 酒炒 一钱(3g)

白果 碎 十枚(12g)

功用：固肾止带，清热祛湿。

主治：肾虚湿热带下。带下稠、量多、色黄如浓茶汁，其气腥秽，苔黄腻。

方证辨解

肾与任脉相通,肾虚有热,损及任脉,气不化津,津液反化为湿,循经下注于前阴,故带下色黄,粘稠量多,其气腥秽。

组方特点

对于肾虚湿热带下,治宜固肾清热,祛湿止带。故方中重用炒山药、炒芡实补脾益肾,固涩止带,又能利水。《本草求真》曰:"山药之补,本有过于芡实。而芡实之涩,更有胜于山药",故以此二药为君。白果收涩止带,兼除湿热,亦可引入妊宫之宫,更为便捷,所以奏功之速也,为臣药。用少量黄柏,苦寒入肾,清热燥湿,以清肾中之火;车前子甘寒、清热利湿,均为佐药。诸药合用,重在补、涩,辅以清利,使肾虚得复,热清湿祛,则带下自愈。

临床体悟

1. 本方中山药、芡实均要炒用,炒后才有固涩之力。山药补肾,芡实补脾,两药补而兼涩,所以重用,组方之妙在于两者兼得。本方证是肾虚湿热带下,故选用盐黄柏和盐炒车前子,味咸入肾,而又有清热燥湿化湿之功,但应轻用。白果炒用益肺定喘,生用降痰,在此止白带生用为好,以发挥降浊之用。

2. 应用此方应注意加减运用。湿甚者,可加土茯苓、炒薏苡仁祛湿;热甚者可加苦参、败酱草、蒲公英清热解毒;带下不止加鸡冠花、莲须固涩止带。笔者在临床上对于带下腥秽者,经常加用白花蛇舌草以清热解毒,化浊止带。

临床医案

荆某,女,54 岁,退休。2017 年 6 月 3 日就诊。

主诉:右下腹痛 1 个月余。

病史:患者 1 个月余前出现右下腹痛,曾服消炎利胆片,症状减轻,后再次出现右下腹痛,且尿频,夜尿量多,腰酸痛,带下色黄量多,纳差,腹胀,寐差,便溏。

检查:右下腹压痛,无反跳痛,肝脾肋下未触及。舌淡苔黄腻,脉沉细。

西医诊断:腹痛待查。

中医诊断:带下病(湿热下注)。

治法:清热化湿止带。

方药:

山药 15g	芡实 15g	覆盆子 20g	杜仲 15g
白果 10g	白术 15g	茯苓 20g	薏苡仁 30g
黄柏 15g	车前子 (包)15g	蒲公英 30g	荆芥穗 10g
柴胡 10g	鸡内金 10g	延胡索 10g	枳壳 10g
甘草 10g			

7 剂,水煎服。

二诊:2017 年 6 月 10 日。服上药 7 剂后,诸症减轻。效不更方,继予 14 剂巩固疗效。

近期随访已无腹痛、带下等症状。嘱饮食调养,病变随诊。

诊治思路:患者为带下病,辨证为脾肾阳虚,湿热下注证。脾肾阳虚为本,湿热带下为标。肾阳亏虚,失于温煦,故下腹疼痛(当为隐痛)。消炎利胆片有清利湿热之味,故服之起效,然治标不治本,故日后复发。腰为肾之府,肾虚故腰酸痛;肾阳不足,命门火衰,封藏失职,故尿频;水不化气,则夜尿增多;脾肾亏虚,外感湿热之邪,则带下量多,色黄(或有臭味);肾阳虚不能上温脾阳,则大便溏薄;脾虚运化失职,则纳差、腹胀。尿频、夜尿增多自然影响睡眠。舌、脉为本虚标实之象。

清 带 汤

《傅青主女科》把带下作为女科上卷之首,对于带下证,分为白带下、清带下、黄带下、黑带下、赤带下,分别创制了完带汤、易黄汤等。张锡纯在《医学衷中参西录》提出了治妇女赤白带下的清带汤。

清带汤(《医学衷中参西录》)

生山药 —两(30g)　　生龙骨 六钱(18g)　　生牡蛎 六钱(18g)　　海螵蛸 四钱(12g)

茜草 三两(9g)

功用:健脾止带。

主治:脾虚带下赤白,清稀量多,连绵不断,腰酸体乏,舌淡苔白,脉细缓而沉着。

方证辨解

本方证病因也是因脾虚而湿浊不化所致,但由于湿浊相阻而造成瘀滞,这种瘀滞亦有因寒、因热而不固,故有带下赤白,赤者瘀热之象,白者虚寒之象。

组方特点

对于治疗因脾虚造成的赤白带下,张锡纯在方剂组成中言:"方中用龙骨、牡蛎以固脱,用茜草、海螵蛸以化滞,更用生山药以滋真阴固元气","龙骨善开癥瘕,牡蛎善消鼠瘘,是二药为收涩之品,而兼具开通之力也"。诸药汇集成方,其能开通者,兼能收涩,能收涩者,兼能开通,相助为理,相得益彰。

张氏对清带汤应用加减论述较详。单赤带加白芍、苦参各二钱,单白带加鹿角霜、白术各三钱。

临床体悟

临床上应用清带汤治疗带证,应以清稀量多,连绵不断为诊治标准。因日久气虚不固而伤血。

完带汤与易黄汤用的是炒山药,而此方用的是生山药,众所周知,炒山药具有一定涩性。此方用生山药意在滋真阴固元气。因带下日久,损伤真阴,而气又不固,张氏用生山药既补脾肾之阴,又补脾肾之气。张氏认为含蛋白质较多,炒之则蛋白质焦枯,服之无效。但临床上也有用炒山药者以固涩止带。

临床医案

曾某,女,50 岁,工人。2015 年 3 月 2 日就诊。

主诉:赤白带下半年余。

病史:患者半年前出现赤白带,赤带多于白带,时头晕,心烦,清稀量多,连绵不断,腰酸体乏。

检查:腹软,未见明显阳性体征。舌淡苔白,脉细缓而沉着。

西医诊断:附件炎。

中医诊断:带下病(脾虚湿浊不化)。

治法:健脾化湿止带。

处方:生山药 30g   生龙骨 12g   生牡蛎 12g   海螵蛸 12g

茜草 18g   白芍 18g

7 剂,水煎服。

二诊:2015 年 3 月 9 日,患者白带减少,仍有赤带,上方加苦参 6g,白头翁 15g。7 剂,水煎服。

1 个月后随访,患者症状已除。

诊治思路:临床上应用清带汤治疗带证,应以清稀量多,连绵不断为诊治标准。因日久气虚不固而伤血。

完带汤与易黄汤用的是炒山药,而此方用的是生山药,众所周知,炒山药具有一定涩性,此方用生山药意在滋真阴固元气。因带下日久,损伤真阴,而气又不固,张氏用生山药既补脾肾之阴,又补脾肾之气。

治虚秘三方因人而宜

便秘是一种常见病、多发病,临床上分为实秘和虚秘两类。便秘的发病原因很多,饮食不节、情志失调、老年体虚、感受外邪等均可导致大便秘结。其病机为大肠传导失职,病位虽在大肠,但与脾、胃、肝、肾等脏腑的功能有关。便秘可概括为虚、实两个方面,热秘、气秘、冷秘属实,虚秘可分气虚、血虚、阴虚、阳虚。然临床上虚秘者多见,对于虚秘的认识,历代医家多有论述。《黄帝内经》认为便秘与脾、肾关系密切,如《灵枢·杂病》言:"腹满,大便不利……取足少阴;腹满,食不化,腹响响然,不能大便,取足太阴。"《金匮要略》云:"趺阳脉浮而涩,浮则胃气强,涩则小便数,浮涩相搏,大便则坚,其脾为约,麻子仁丸主之。"阐明胃热过盛,脾阴不足所致的病机与证治。为了更好地认识虚秘的病机,现摘录有关治疗虚秘的三首方剂辨治如下。

增 液 汤

增液汤是治疗津亏肠燥所致大便秘结的常用方,又是治疗多种内伤阴虚津亏病证的基础方。现代多用于因阴津不足引起的习惯性便秘、慢性咽喉炎、复发性口腔溃疡、糖尿病、皮肤干燥综合征、肛裂、慢性牙周炎等病证。

增液汤(《温病条辨》)

玄参一两(30g)　　　麦冬八钱(24g)　　　细生地八钱(24g)

功用:增液润燥。

主治:阳明温病,津亏便秘证。大便秘结,口渴,舌干,脉细数或沉而

无力。

方证辨解

便秘往往是由于阳明病热盛，或温病热盛伤阴，津亏肠燥则便秘，其病因不外热结与液干两端。若阳邪炽盛之热结实证，则用承气汤急下存阴；若热病阴亏液涸，当增水行舟。

本方证所治大便秘结为热病耗损津液，阴亏液涸，不能濡润大肠，"无水舟停"所致。津液亏乏，不能上乘，则口渴；阴虚内热则舌干红，脉细数；如脉沉而无力者，主里、主虚之证，治宜增液润燥。

组方特点

本方最大特点是重用苦咸的玄参滋阴润燥，壮水制，火启肾水以滋肠燥，故为君。

生地黄甘苦而寒，清热养阴，壮水生津，以增玄参滋阴润燥之力。麦冬甘寒，入肺、胃二经，肺与大肠相表里，以滋养肺胃阴津以调肠燥。三药合用，养阴增液，以补药之体为泻药之用，使肠燥得润，大便得下，故名为"增液汤"。本方咸寒，苦甘同用，皆在增水行舟，非属攻下，欲使其通便必须重用。

临床体悟

本方药少力专，咸寒、苦甘同用，咸能软坚，寒能制热，苦能清热，甘能补气以养阴，因而达到清热养阴，壮水生津，增水行舟以补水道。

方中玄参虽为清热凉血药，但入肺、胃、肾经，肺与大肠相表里，肾主水液，胃为水谷之海，玄参甘寒质润，清热以养三经之液而润大肠。玄参入血分，肠燥则阴血不足,以此润燥养阴血,则肠润。而且方中又重用至 30g,少用则达不到润燥之目的。玄参与生地黄同用,都入血分,都有凉血滋阴之效,故两药在此方当中相互维护阴液之功。如在寓泻于补。临床上应用本方一定要注意必须有口渴、舌干红之阴亏之象。

增液承气汤

《温病条辨》指出,阳明温病,大便不通,若属津液枯竭,水不足以行舟而燥结不下者,可煎服增液汤以增其津液;若再不下,是燥结太甚,宜予增液承气汤缓缓服之。

增液承气汤(《温病条辨》)

玄参 一两(30g)　　麦冬 八钱(24g)　　细生地 八钱(24g)　　大黄 三钱(9g)

芒硝 一钱五分(4.5g)

功用:滋阴润燥,清热通便。

主治:热结阴亏证。燥屎不行,下之不通,脘腹胀满,口干唇燥,舌燥苔黄,脉细数。

方证辨解

本方证亦因热结阴亏便秘,由于燥结太甚而使腑气不通而脘腹胀满,肠燥太甚阴液不能下乘,口干唇燥,燥结不下而生热故苔黄。

组方特点

方中除用增液汤增液润燥外，又使用半个大承气汤的芒硝和大黄。大黄泄热积以通便，芒硝咸寒软坚润燥。

临床体悟

方中用整个增液汤和半个大承气汤，为什么不用整个大承气汤，因为本证不具备痞、满、燥、实等大承气汤证，只不过因津液亏甚，舟不能行，虽增水但舟仍不能行，故借大黄推荡之力和芒硝软坚润燥，使大肠水分增多之功，以使舟行。但芒硝不可重用，因为它有软坚破血的作用，对于年老体弱者要慎用。

白术通大便方

便秘与脾、肾关系密切。临床上对于虚秘的治疗经验很多，魏龙骧老中医创用白术通大便方治疗脾阳不振之便秘，疗效明显，笔者在临床上选用此方治疗便秘，收效甚丰，特介绍于此。

白术通大便方（魏龙骧老中医方）

生白术 $_{60g}$　　　生地黄 $_{20g}$　　　升麻 $_{5g}$

功用：运脾阳通便。

主治：脾阳不运之便秘。

方证辨解

脾为后天之本，主运化，主升清，一运水谷，一运水液，脾阳不振运化失职，则水谷不化则滞,水液不达而肠燥,升清不行则降浊不利,因而便秘,轻者 2~3 日一解,重者 5~7 日一解。

组方特点

生白术益气生血,炒白术健脾燥湿。生白术少量用健脾止泻,大量用运脾阳而通大便,少则 30~60g,重则 120~150g。

生地黄甘、苦,寒,虽属清热凉血药,但可清热滋阴生津,故与生白术同用,对大便干结者有益。有如增液行舟之功。

本方佐以升麻,乃升清降浊之意。

此三药配合补而不腻,以补代通,且不伤正。

临床体悟

1. 汉代张仲景为最早运用生白术来通便的医家。《伤寒论》云:"伤寒八九日,风湿相搏,身体疼烦,不能自转侧,不呕,不渴,脉浮虚而涩者主之。若其人大便硬,小便自利者,去桂加白术汤主之。"该方用白术四两,为《伤寒论》含有白术的十首方剂中的最大用量。老中医魏龙骧的经验,便秘以生白术为主。并指出,若便难下而不干结或稀软者,其舌苔呈黑灰而质暗,脉多细弱,乃阴结脾约,又当增加附子、厚朴、干姜温化之药,务必通便,此亦合《伤寒论》中用生白术通便之意。

2. 本方佐用升麻,仍升清降浊之意,笔者理解含有欲降先升之理。

3. 方中应用生地黄,取增液汤增液行舟之意。

4. 方中应用大量白术,目的是运脾阳而通大便,我认为这是健脾,调动大肠运化的积极性,发挥大肠的运化蠕动功能以增通便之力。

5. 笔者在临床上使用本方时,往往加入炒莱菔子,因其有消食行滞、降气宽肠的作用,并能增其降气之功,对因气虚便秘者兼有食滞者非常有利。对于阴血气虚者可加生白芍 30g,以增养阴增液润下之功。

百方
辨解

第三部分
精粹十方

在方剂学中,除十大名方之外,其中有效方、小方、精方临床应用较多,为此我选出十首精湛小方予以剖析,从中理解精方结构的真谛。

谈玉屏风散中药物的比例关系

玉屏风散是医者最熟悉的方剂之一,也是治疗表虚自汗的常用方剂,功专益气固表止汗,兼以祛风,方名玉屏风者,言其功用有似御风屏障,而又珍贵如玉之意。现代多用此方治疗因表虚不固而外感风邪引起的过敏性鼻炎、上呼吸道感染,而且有预防感冒的作用。从目前来讲玉屏风散至少有三个版本。

玉屏风散(《医方类聚》)

防风一两(30g)　　炙黄芪二两(60g)　　白术二两(60g)　　大枣一枚

玉屏风散(《丹溪心法》)

防风一两(30g)　　炙黄芪一两(30g)　　白术二两(60g)　　生姜三片

玉屏风散(《世医得效方》)

防风二钱(6g)　　黄芪三钱(6g)　　白术六钱(18g)

功用:益气固表止汗。

主治:表虚自汗,汗出恶风,面色㿠白,舌淡苔薄白,脉浮虚,亦治虚人腠理不固,易感风邪。

方证辨解

第一本方主治表虚,《黄帝内经》云:"邪之所凑,其气必虚。"人体卫气虚弱,腠理不密，不能固表，因而为风邪所袭而发感冒，故治疗当固其卫，使正气存内，邪不可干。

第二本方主治表虚自汗，表虚失固，营阴不能内守，汗液外泄则常自汗，面色㿠白，舌淡苔薄，脉浮虚，皆是气虚之象，故治当以益气实卫，固表止汗。

组方特点

方中黄芪甘温，内可大补脾肺之气，外可固表止汗为君药。黄芪有生黄芪、炙黄芪之分，生黄芪偏于走表，能固表止汗，故表虚自汗用之。炙黄芪重在走里，能补中益气，升提中位阳气，故补益脾肺之气则用之。《医方类聚》中的玉屏风散用的是炙黄芪，其他两方未标明，用时要因证而选之。

白术健脾益气，助黄芪以加强益气固表之力，为臣药。白术也有生、炒之分，生白术益气生血，炒白术健脾燥湿。《丹溪心法》中的玉屏风散白术虽为臣药，但其用量是黄芪、防风的两倍，柯韵伯在《医宗金鉴·删补名医方论》中明确指出："白术健脾胃、温分肉，培土以宁风也。夫防风之善祛风，得黄芪以固表，则外有所卫，得白术以固里，则内有所据。"依据此理应生用，但也有用炒白术、炙黄芪者，意在补中益气、扶助正气，《医方类聚》中的玉屏风散即是此义。黄芪与白术两药合用，使气旺表实，则汗不外泄、外邪亦难内侵。

本方佐以防风走表而散风御邪，黄芪得防风则固表而不留邪，防风得黄芪则祛风而不伤正。对于表虚自汗或体虚易于感冒者，用之有益气固表、扶正祛邪之功。关于防风的用量，三个方子各有所偏，其中以《世医得效方》中的防风用量最少，只有6g。

这里还要注意一点，《医方类聚》中玉屏风散加用大枣一枚，《丹溪心法》中玉屏风散加生姜3片，前者为增强黄芪、白术补肺脾之用，后者为助防风温散之力。综观本方实系补中有散,散中有补,药少力专。

临床体悟

《医方类聚》玉屏风散中黄芪与白术用量的比例是 1∶1,另外两个版本是 1∶2,目前有医者往往用黄芪大于白术,虽然黄芪为君,但白术在方剂中不可小视,罗美《古今名医方论》中明确表示"白术健脾胃,温分肉,培土即以宁风也"。

笔者在临床上使用加味玉屏风散预防感冒效果明显,常用炙黄芪 30g,炒白术 15g,防风 6g,黄精 30g,淫羊藿 12g,五味子 6g。

加味玉屏风散是笔者偶然得到的一张经验方。其方药组成简单,只是玉屏风散加淫羊藿 15g、五味子 6g、黄精 30g。本方加淫羊藿与五味子,淫羊藿虽为补阳之品,但有祛风除痰之功,从而助玉屏风散达到扶正祛邪之目的,另则肾为先天之本,用以补肾治本为要。五味子为敛肺之品,借其入肺之能,予以收敛肺气,而同时发挥其防散之太过之能。黄精养阴润肺,一则清热,二则助黄芪、白术以补气。我应用此方治疗数十例频发感冒者预防感冒,皆有疗效。

临床医案

张某,女,36 岁,2010 年 10 月来诊。自诉经常感冒,每月感冒 1 次,月经期前较为严重。曾服用多种补养药和保健品虽暂获疗效,但不能根除,深感为苦。患者舌红少苔,脉细,诊为"脾肺两虚,卫外失固",予本方加当归、白芍治疗 2 周,感冒未作,继则巩固治疗 1 个月,经追访 1 年左右,仅感冒 1 次。

谈三子养亲汤证治

三子养亲汤是一个很小的方子,是治疗痰壅气逆、食滞证的常用方。本方常用治疗因痰壅气滞而致的顽固性咳嗽、慢性支气管炎、支气管哮喘、肺心病等。本方之所以叫"养亲",就是因为老年人消化不好,进食多了容易生痰,用来养老人,而且用了三个子,所以叫三子养亲。本方在临床上无论男、女、老、少皆可用之,尤以老年人为宜。

三子养亲汤(《皆效方》录自《杂病广要》)

紫苏子 9g   白芥子 6g   炒莱菔子 9g

功用:温肺化痰,降气消食。

主治:痰壅气逆食滞证。咳嗽喘逆,痰多胸痞,食少难消,舌苔白腻,脉滑。

方证辨解

本方教科书认为源于《韩氏医通》,也有认为来源《皆效方》录自《杂病广要》。本方原为高年咳嗽、气逆痰痞者而设。因为年老中虚,纳运无权,每致停食生痰,痰盛壅肺,肺失宣降,故见咳嗽喘逆,痰多胸痞,食少难消等证,治宜温肺化痰,降气消食。作为治痰的基本方有两个用处,一是不管是否是热痰,但不容易咳出来,可以用本方加味来治疗,二是白芥子去胸膜之水。

组方特点

方中用白芥子温肺化痰,利气散结;苏子降气化痰,止咳平喘;莱菔子消食导滞,下气祛痰。三药相伍,各有所长,白芥子长于豁痰,苏子长于降气,莱菔子常于消食。临证当视痰壅、气逆、食滞三者,孰轻孰重而定何药为君,余药为臣。

临床体悟

临床上使用时应当注意炮制。原书要求三子"微炒""击碎",可防止辛散耗气,减少辛味对咽喉、肺胃的不良刺激。尤其在使用莱菔子一定要注意,生用性升,炒用之后变为性降下气,因为这个药比较破气,辛辣之味比较重,炒了以后才能降,生的容易使人作吐、恶心、呕吐食物。

张秉成《成方便读》言:"莱菔子消食行痰;痰壅则气滞,以苏子降气行痰;气滞则膈塞,白芥子畅膈行痰。三者皆治痰之药,而又能于治痰之中各逞其长。食消气顺,喘咳自宁,而诸证自愈矣,又在用者之得宜耳。"由此可知三味药均有行痰之功。

又有医者认为此方可治疗胸腔积液(一般都是结核性的),用此方确实能使水排出来,还可以加祛痰药吐出来,也可加利尿药排出来。因为白芥子去皮里、膜外之痰。但因为白芥子是辛辣之品,一刺激咳嗽更厉害了,患者就更难受,所以一定要炒一炒用才好。

近代有医者使用三子养亲汤加味治疗肺气肿,效果较好。即方中加用生山药 60g、玄参 30g。笔者使用此方治疗 30 余例肺气肿患者,确实疗效明显。方中所以重用山药,因为山药色白入肺,味甘归脾,液浓益肾,故而能补肺、补肾,兼补脾胃。其性能滋阴又能利湿,能滑润又能收敛,最善宁咳定喘,且其性甚平和,故重用之。玄参色黑,味甘微苦,性凉多液,气薄味厚,滋阴而能降，其中心空而色白，能入肺以清肺之燥热，疗肺热咳喘最宜。故用此二药治本虚，而兼能清虚火，且山药、玄参并用亦能止咳定喘。张锡纯在《医学衷中参西录》中早倡其言。

我最初使用本方与金水六君煎合方治疗因痰涎壅盛、肾不纳气咳喘，多有疗效。金水六君煎是二陈汤加当归、熟地黄而成，主治肺肾阴虚、湿痰内盛证。两方合用，一个温肺化痰，偏燥，一个滋养肺肾，祛湿化痰，偏补阴，互为纠偏和补充，对支气管哮喘作用较好。至于莱菔子与熟地黄同用，有降低疗效之说，但对本方尚无影响。

最近笔者在此方基础上创研"五子参药汤"，即"三子养亲汤"合五味子、葶苈子、山药和玄参，治疗肺气肿取得较好疗效，在传承十方中详述。

三仁汤是很有名的方子,以三仁(杏仁、薏苡仁、白蔻仁)命名,并配伍其他化湿、燥湿药,是治疗湿温初起,邪在卫分,湿重于热的常用方剂。现代多用此方治疗因湿热而引起的肠伤寒、胃肠炎、肾盂肾炎、布鲁氏菌病、肾小球肾炎以及关节炎等。此方在临床上较为常用,也多被医者重视。方剂药味不多,但病机深刻,应掌握。

三仁汤(《温病条辨》)

杏仁 五钱(15g)	飞滑石 六钱(18g)	白通草 二钱(6g)	白蔻仁 二钱(6g)
竹叶 二钱(6g)	厚朴 二钱(6g)	生薏苡仁 六钱(18g)	半夏 五钱(15g)

功用:宣畅气机,清利湿热。

主治:湿温初起及暑温夹湿之湿重于热证。头痛恶寒,身重疼痛,肢体倦怠,面色淡黄,胸闷不饥,午后身热,苔白不渴,脉弦细而濡。

方证辨解

本方是治疗湿温初起,邪在气分,湿重于热的方剂。究其病因,一为外感时令湿热之邪;一为湿饮内停,再感外邪,内外合邪酿成湿温。诚如薛生白在《温热经纬》所言:"太阴内伤,湿饮停聚,客邪再至,内外相引,故病湿热"。

凡是湿温证,以气分时间最长,变化最多。从本方证来看,是湿热合邪,既有湿,又有热,但是湿并没有热化,所以舌苔是白腻的,脉也是濡细而滑的。

本方证可见一些类似外感症状,如头痛、身热、身重,但没有恶寒,这标志着已经不是表证了。这当中的头痛,因为有湿,所以头痛如裹,头很重、很紧。与此同时,由于脾主肌肉、脾主四肢,湿困于脾可见面色淡黄、身重疼痛、身热不扬,这说明湿邪在里,使气机不得宣畅。对于身热不扬,其实是疾病中热不断地升高,开始并不太高,也就在 38℃左右,逐渐地上升,而且一般上午较安,最早从 10 点开始,一般从下午 2 点开始发热,热度逐渐上升,但口不渴,有些患者口淡,也有叫口中和的,无滋味,舌上水也较多,严重时口中甜,不知苦,时间一长口中会黏,饮凉觉舒,浅尝即止,因为多喝凉水就会使向化的湿返回原状。我们必须注意,渴与不渴是区别湿是否化热的指征,是湿和热孰轻孰重的一个标志。

对于以上诸证,颇多疑点,每易误治,故吴鞠通在《温病条辨》中明示:"三戒:一者,不可见其头痛恶寒,以为伤寒而汗之,汗伤心阳,则神昏耳聋,甚则目瞑不欲言;二者不可见其中满不饥,以为停滞而下之,下伤脾胃,湿邪乘势下注,则为洞泄;三者,不可见其午后身热,以为阴虚而用柔药润之,湿为胶滞阴邪,再加柔润阴药,两阴相合,则有锢结不解之势。故治疗之法,惟宜宣畅气机,清热利湿"。

组方特点

三仁汤由八味药组成,以三仁命名,可知三仁为君,这个方子的特点是宣中焦,舒肺气。肺气来源于脾,肺气肃降有权,水道得以通调,水液下行,到达膀胱,才能气化而出。而湿邪若在气分,气机运化失常,水道就难以通调,而要通调水道,重点就在于降肺气,所以方中重用杏仁降肺气以通利上焦,气行则湿化。薏苡仁入肺、脾二经,甘淡性寒,也有降肺气的作用,并能清热,渗湿利水而健脾,使湿热从下焦而出。方中蔻仁行于中焦,用以芳香化浊。三仁合用,三焦分消。

本方选用滑石、通草、竹叶甘寒淡渗,加强君药利湿清热之功。这里的滑石用量较大,为18g,薏苡仁与杏仁的用量也大,为15g。而通草、竹叶、白蔻仁,每味药量都很轻,只用了6g。所以在这里通过宣中焦、通肺气,使气化的功能得以恢复。

在上述两组药的基础上加上了半夏与厚朴,都是燥湿的药,有宣中化湿作用。半夏乃辛燥之品,厚朴乃温燥之品,又都是下行的药,所以对于胸闷有很好的效果。本方既要使湿邪向下行,同时又要防止燥湿之邪助热,所以方中用了滑石、竹叶和通草,甘寒、滑窍利小便而且还可以清热。一般来讲,有湿邪的时候,甘寒的药不用,因为甘寒会生津助湿,滋阴的药就更不能用了。而本方选用甘寒的滑石,此药有个特点,既能滑窍利小便,又有助于祛湿清热。虽然它能生津,这种生津的作用主要指在利湿药里用,相对来讲,不伤津液。滑石是寒性的,有清热作用,但必须注意用量,如有胃寒、胃痛的患者要减量,也可以佐上一些生姜。

总之,本方配伍特点是燥湿而不助热,促进有形之邪化而能散。综观全方,体现了宣上、畅中、渗下,三焦分消的配伍特点,气畅湿行,暑解热清,三焦通畅,诸症自除。

临床体悟

对于治湿之法,我们还应注意以下三个原则:第一,治湿当健脾,脾旺湿自绝。第二,治湿当利小便。第三,湿为阴邪,非温不解。三仁汤恰恰体现了上述原则。

平胃散一席谈

平胃散是治里湿的祖方、基本方，与补气的四君子汤和补血的四物汤一样都是基本方。本方药味组成简单，是治疗湿滞脾胃的基础方，现代常用此方加减治疗因湿滞脾胃引起的慢性胃炎、消化道功能紊乱及十二指肠溃疡等。本方有两个版本。

平胃散（《太平惠民和剂局方》）

苍术 五斤(15g)　　　厚朴 姜炒 三斤三两(9g)　　　陈皮 三斤三两(9g)　　　甘草 炒 三十两(4g)

姜 2片　　　大枣 二枚（姜、枣二味药为送服）

平胃散（《简要济众方》）

苍术 炒 四两(120g)　　　厚朴 姜炒 三两(90g)　　　陈皮 二两(60g)　　　甘草 炙一两(30g)

生姜 2片　　　大枣 二枚（姜、枣二味药为送服）

功用：燥湿运脾，行气和胃。

主治：湿滞脾胃证。脘腹胀满，不思饮食，口淡无味，恶心呕吐，嗳气吞酸，肢体沉重，倦怠嗜卧，常多自利，舌苔白腻而厚，脉缓。

方证辨解

脾为太阴湿土，居中州而主运化，其性喜燥恶湿，湿邪滞于中焦，则脾运不健，且气机受阻，故见脘腹胀满，食少无味；胃失和降，上逆而呕吐恶心，嗳气吞酸；湿为阴邪，其性重着黏腻，故表现为肢体沉重，倦怠嗜卧；湿邪中阻，下注肠道则为泄泻。治当燥湿健脾，使湿去则脾运有权，脾健则湿邪得化。

组方特点

本方以辛香苦温的苍术为君，入中焦能燥湿健脾，使湿去则脾运有权，脾健则湿邪得化。

本方证病机由于湿邪阻碍气机，且气行则湿化，故方中选用芳香苦燥、长于行气除满，且可化湿的厚朴为臣，与苍术为伍，行气以除满，燥湿以运脾，使滞气得行，湿浊得去。

陈皮理气和胃，燥湿醒脾以助苍术、厚朴之力。

方中佐以炙甘草调和诸药，且能益气健脾和中，兼加姜、枣，以生姜温散水湿且能和胃降逆，大枣补脾益气以助甘草培土制水之功，姜、枣相合尚能调和脾胃。

综观全方，燥湿与行气并用，而以燥湿为主，燥湿以健脾，行气祛湿，使湿去脾健，气机调畅，脾胃自和。

临床体悟

湿为阴邪，属寒性，所以用温药即"湿为阴邪，非温不解"。用燥化和健脾的办法。湿邪伤人导致气机不利，所以要行气。这是组方用药的特点。

方中苍术为君,因此重用 15g,而且要用炒苍术,去其燥性以健脾燥湿;方中厚朴用的是姜厚朴,厚朴生用偏于下气,姜汁炒用偏于止呕;方中的甘草一定要用炙甘草;应用本方时千万不要丢了姜、枣。

谈痛泻要方的运用

痛泻要方原名白芍药散(《景岳全书》)引刘草窗方,另有教材引自《丹溪心法》版本。本方为治疗肝脾不和之痛泻的常用方,西医学常用此方治疗属肝旺脾虚的急性肠炎、慢性结肠炎、肠易激综合征。

痛泻要方(《丹溪心法》)

炒白术 三两(90g)   白芍药 炒二两(60g)   陈皮 炒一两(45g)   防风 一两(30g)

功用:补脾泻肝。

主治:肠鸣腹痛,大便湿泻,泻后仍腹痛,舌苔薄白,脉两关不调,左弦而右缓。

方证辨解

痛泻之证由土虚木乘,肝脾不和,脾运失常所致。《医方考》说:"泻责之脾,痛责之肝;肝责之实,脾责之虚,脾虚肝实,故令痛泻。" 本方证引起痛泻的特点,是泻了之后痛不止,且反复发作。木之所以克土,并不是由于肝木太甚,而是脾土太虚,所以腹痛是大腹痛。大腹是脾的分野,在脐周围,而两胁是肝的分野。因为脾本来就虚,所以土虚木郁,而木来贼土。故治疗原则以健脾为主,疏肝为辅。

组方特点

白术是主药,而防风与白芍用量相同,白术为三两。因为本方证病机是土虚木郁，治疗原则以健脾为主，健脾以后疏肝，所以先用苦甘而温的炒白术，补脾燥湿以治土虚为君药。健脾后，脾本身的运化能力强了，才能把肝气开发起来。由于土虚导致木贼，故用酸寒的炒白芍柔肝以补肝脾之血，同时缓急止痛，与白术相配，于土中泻木，而且养肝，实际上是肝脾并补，健脾养肝。

陈皮辛苦而温，理气燥湿，醒脾和胃为佐药。

本方为什么要用防风呢？因为肝陷在土中，不能条达了，就要用防风。防风有个特点，是风中润剂，可以散风，既入膀胱经，又入脾经，能够解肌，也能胜湿，而且不燥。另外防风还能够升举脾气，能升清故能土中泻木，实际上是提升脾中清阳之气，同时也升散脾中的肝气，升散之后不会有伤津或升散太过致虚阳上升而眩晕的弊病，本身是甘味还有缓急止痛的作用，并且还是脾经的引经之药。

四药相合，可以补脾胜湿止泻，柔肝理气止痛，使脾健而止痛，使脾健肝柔，痛泻自止。

临床体悟

本方治疗肝木犯脾土而引起的腹泻，其特点是泻后痛不止，且反复发作，若为久泻，仅用防风还不成，要加上升麻以升脾阳而止泻。由于本方不单治疗老年人脾胃虚寒的气虚腹泻，而且对于因生气受凉或泄泻有水，大便呈喷射状，也可以使用这个方子。

应用本方在药量上一定要注意，白术用量要大，可用至三两，方中标明为90g，但在临床上用上30g就可以了，白芍与陈皮用到10g为好。由于防风为香燥之品，是辛温解表的，在此用到10g。这里必须提醒大家，本方中的白术、白芍、防风都是炒用。土炒白术有补益脾胃、安脾止泻的作用。陈皮辛能散，苦能燥能泻，温能补能和，同补药则补，同泻药则泻，同升药则升，同降药则降,为脾肺气分之药,调中快膈,导滞消痰,利水破癥,宣通五脏。《本草备要》中言此方用炒陈皮意在醒脾和胃,北方很少用炒陈皮,南方医生用炒陈皮的较多,方中的陈皮在四药中用量最少,用 5~6g 为宜。

谈清胃散的用药

清胃散是治疗胃火牙痛的常用方,凡胃热证或血热火郁者均可使用,现代多用此方治疗因胃火上攻引起的口腔炎、牙周炎、三叉神经痛等。

清胃散(《脾胃论》)

生地黄 五分(6g)　　牡丹皮 三分(6g)　　黄连 六分(6g)　　升麻 一钱(9g)

夏月倍之

本方有些教材中引用的是《兰室秘藏》之版本,方中剂量有所不同,为生地黄 12g,当归身 6g,牡丹皮 9g,升麻 6g。

功用:清热凉血。

主治:胃有积热,牙痛牵引头痛,面颊发热,牙齿恶热喜冷,或牙龈溃烂,或牙宣出血,或唇舌颊腮肿痛,或口气热臭,口舌干燥,舌红苔黄,脉滑大而数。

方证辨解

从其清胃命名和治疗症状分析,本方虽然治疗胃中有热,其病因病机可以从两方面来认识。

第一,与阳明经循行有关,是阳明胃经循鼻入上齿,至阳明大肠经上项贯颊入下齿,胃中热盛循经上项,故牙痛率引头痛,而面颊发热,唇舌腮颊肿痛;胃热上冲则口气热臭。

第二,胃为多气多血之腑,胃热每致血分亦热,热伤血络,故牙宣出血,甚则牙龈溃烂，口干舌燥，舌红苔黄，脉滑数均为胃热津伤之候。治宜清胃凉血。

组方特点

从其治法来看，一是清胃，一是凉血，方中用苦寒泻火之黄连为君，直折胃腑之热。本方黄连只用六分，用量仅大于牡丹皮，但我们应当注意方剂中特别注明夏月加倍，或临时增减没有定量，这就是示人以法。甘辛微寒之升麻为臣，一取其清热解毒以治胃火牙痛，一取其轻清升散透发，可宣达郁遏之伏火，有"火郁发之"之意。黄连得升麻，降中寓升，则泻火而无凉遏之弊；升麻得黄连则散火而无升焰之虞。胃热盛已侵及血分，故以生地黄凉血滋阴；丹皮凉血清热，皆为臣药。当归养血活血以助消肿止痛，为佐药。升麻兼以引经为使，诸药合用共奏清胃凉血之效，以使上炎之火得降，血分之热得除，于是循经外发诸症，皆可因内毒内彻而解。

关于"火郁发之"问题，火郁发之是在清的前提下进行的，而不是单纯的火郁于里就要用发的办法。如果要用就等于把火挑起来了，没有清泄的药物，就一发不可抑制，所以这是本方黄连与升麻配伍的道理。

临床体悟

一般来讲治疗胃火牙痛，可以用石膏，本方使用时可根据舌苔和脉象可以加石膏则清胃之功更加有力。对于三叉神经痛加石膏和珍珠母都可以。如果头痛厉害，还可以加地骨皮。

临床上笔者常用此方治疗胃火炽盛引起的口腔溃疡，可佐一些山豆根和金银花。

治疗胃热牙痛的还有一个玉女煎，是治疗胃热阴虚牙痛的常用方。

谈一贯煎体悟

一贯煎是治疗阴虚肝郁、肝胃不和所致的脘胁疼痛的常用方,西医学常用此
方治疗慢性肝炎、慢性胃炎、胃及十二指肠溃疡、肋间神经痛、神经官能症等
属阴虚肝郁者。对于一贯煎滋阴疏肝作用,我们必须明确其病因病机,才能
认识此方组成之奥妙。

一贯煎(《柳州医话》)

北沙参三钱(10g)　　麦冬三钱(10g)　　当归身三钱(10g)　　生地黄六钱至一两五钱(30g)

枸杞子三钱至六钱(12g)　川楝子一钱半(5g)

功用:滋阴疏肝。

主治:肝肾阴虚,血燥气郁,胸脘胁痛,吞酸口苦,咽干口燥,舌红少
津,脉细弱或虚弦,以及疝气瘕聚。

方证辨解

肝肾阴虚会导致肝燥、肝热,燥热阻滞,肝气就不能条达、舒畅,于是气郁不
舒,上犯胃脘,则吞酸口苦,咽干口燥;横逆于胸胁,胸脘胁痛;下聚于少腹,
则疝气瘕聚。本方证所出现的胸痛、胁痛、脘痛、少腹痛,都是胀痛,都是由
于肝气不得条达,郁在哪里,哪里就胀痛。此外,症见吞酸、吐苦水甚至呕吐,
也是由于肝郁不舒,上逆犯胃,即"肝木上乘于胃"所造成的。

在主治中,咽干口燥、舌红少津也是阴虚气不得舒畅之征象。脉虚弦与细弱

也说明本证是一个虚证，不是肝有余而虚，乃肝阴不足而气郁的表现。

组方原则

在临床上，对于以上诸多胀痛，我们考虑最多的是使用柴胡疏肝散等，用以行气疏肝，岂不知行气疏肝的药多香燥；本方证为阴虚气郁，往往如果只注意到气郁的问题而忽略了阴虚的问题，而用香燥理气药，则越燥阴越伤，阴越伤气就更加郁，气郁则化火，即所谓"气有余便是火"。对于本方证必须使用滋阴药，通过滋阴来柔肝，使得肝气恢复条达，气郁自然解除。因此说本方证机理不像理气药那么直接，而是加深了一层。

根据以上的辨证分析，所以用生地黄作为主药，麦冬、枸杞子作为辅药，又用了当归和北沙参，还有佐药川楝子。方中生地黄、麦冬、枸杞子这三味药是针对肝肾阴虚的，但主要是针对肝阴虚。肝阴虚的表现，一是气郁，二是舌红少津，在补阴中侧重于阴、血、肝，所以用生地黄而不用熟地黄，用麦冬而不用天冬，枸杞子虽然补肝肾，但仍以补肝为主，兼补肾阴。方中的当归应使用当归身，用来补肝血，以上这些药都是通过补肝阴之虚来达到润肝养肝之功。

方中北沙参本来是补肺阴和补肺气的，方中用此药的意义，有些教材中讲是与麦冬共同滋养肺胃，然此方证是滋阴疏肝的，又与肺胃何干？王绵之教授对此做了分析，指出脾胃在中焦为升降之中枢，肝主升，肺主降，肝与肺之气是调整人体气的升降功能的。肝肺的功能正常，则人体中气的功能就正常，由于肝气不得条达，也影响了肺气，同时由于肝气肝阴的问题，也导致肺燥，所以用沙参，一方面补肺阴，一方面补肺气，方中用北沙参，使得肺气恢复下降功能。

方中选用川楝子，是用来泄肝热、疏肝气，来解除肝郁。由于川楝子苦寒，不宜重用，只用到 6g，以防伤及已受肝木所乘之胃，所以通过大量的补阴柔肝，就能更好地达到疏肝的目的。如果见到口苦、口干，说明阴虚、肝郁、火盛，此时亦可加少量黄连，3~5g即可。

此外本方还治疗少腹痛和疝气瘕聚，是因为肝脉下行绕阴气，肝经所过之处，故治之有效。总之本方是通过养肝、清肝，达到疏肝的目的，诸症才得以解除。

临床体悟

临床上见到患梅核气和咽喉炎的患者很多，个别医者往往只用半夏厚朴汤治疗，但有一部分患者是因为肝阴虚而虚热气郁造成的，此时可用本方加桔梗、甘草来利咽喉，加陈皮、竹茹祛痰，有很好的效果。笔者在临床上往往加一些玄参和青果来治疗咽喉炎。

笔者在临床上多用此方加减治疗慢性肝炎或肝功能异常的患者，因为这一部分患者往往因为肝郁而出现肝区隐痛而胀，所以把此方作为基础方，通过补肝柔肝，促进肝的恢复。

大家都知道带状疱疹（蛇串疮）急性期过后有一部分患者往往在疹痕部分留有痛痒之疾。其实，本病由于肝气郁结，化火内动，脾经湿热内蕴，湿热毒盛，气血凝滞，耗伤肝阴，故而痛痒。此时患者湿毒虽除，但肝阴损伤未复，故选用一贯煎加减治疗带状疱疹后遗症较有疗效。即一贯煎加板蓝根、郁金、五灵脂、延胡索、乳香等，方中用一贯煎滋阴疏肝，用延胡索、郁金、五灵脂、乳香活血止痛，板蓝根清除余邪。

临床医案

石某，女，46岁，农民，患者左腰胁部患带状疱疹，经中、西药治疗后，局部疱疹消失、肤平，但疼痛不止，时轻时重，夜不能寐，特来求诊。主诉以上诸症，舌质暗红少津无苔，脉弦细而紧，中医辨病辨证为带状疱疹后遗症，因肝阴不足，气郁瘀阻皮络，治以滋养肝阴，疏郁活血止痛，选用一贯煎加味治疗。

生地黄 30g	枸杞子 12g	川楝子 6g	当归 10g
北沙参 10g	麦冬 10g	板蓝根 30g	五灵脂 10g
乳香 10g	延胡索 10g	枳壳 10g	

中药处方颗粒剂，7剂，早、晚冲服。患者1周后二诊，自述疼痛有所缓解，夜已能寐，予前方加柴胡6g，再拟疏肝之用。三诊后患者腰胁部疼痛大减，嘱患者宗前方剂服3~4周，以巩固治疗，患者服用此方1个月后，疼痛基本消失。

诊治思路：带状疱疹疼痛后遗症的治疗，少有成方，医者多认为此类患者余毒未尽，如再以苦寒解毒之药治疗，往往燥热伤肝阴，使此症越发沉重。而针对其病因病机，主要在肝阴虚、气郁、瘀阻三者，选用一贯煎治疗多有疗效。

谈牵正散的机理

牵正散是治疗风痰阻于面部经络之常用方,临床上用于治疗以卒然口眼歪斜,舌淡苔白,现代多用于因风痰阻络而引起的颜面神经麻痹、三叉神经痛、偏头痛。本方药物组成简单,只有三味药。因其能使口眼歪斜复正,故名为"牵正"。

牵正散(《杨氏家藏方》)

白附子   白僵蚕   全蝎 各等分并生用

功用:祛风化痰,通络止痉。

主治:风中头面经络,口眼歪斜,或面肌抽动,舌淡红,苔白。

方证辨解

中风有中经络、中脏腑之别。本方证为风痰阻于头面经络而致。对于本方证的病因病机必须经经络循行部位来认识。足阳明之脉夹口环唇,布于头面;足太阳之脉起于目内眦。阳明内蓄痰浊,太阳外中于风,风邪引动内蓄之痰浊,风痰阻于头面经络,经隧不利,筋脉失养,则弛缓不用,无邪之处,气血运行通畅,筋肉相对而急,缓者为急者牵引,故口眼歪斜。治疗应以祛风、化痰、通络。

组方特点

白附子辛温燥烈,入阳明经而走头面,以祛风化痰,本品尤其善散头面之风,故为君药。全蝎、僵蚕均能祛风止痉,其中全蝎长于通络,僵蚕且能化痰,合用以助白附子祛风化痰之力,又能通络止痉。药只三味,合而用之,力专而效著。风邪得散,痰浊得化,经络通畅,则口眼歪斜得以复正。

临床体悟

笔者在临床上治疗周围性面瘫,属于气虚的往往与补阳还五汤合用。中医认为"正气存内,邪不可干",口眼歪斜患者往往与气虚血脉不通有关。对于中枢性面瘫属于风痰型的亦可使用本方,外风比较明显的可以加羌活、防风、白芷,属于面肌痉挛的可加入蜈蚣。

对于方中的白附子,不要与白附片相混淆。白附子味辛有毒,性温,有祛风化痰、逐寒湿的功能,偏入胃经,常用于治疗风痰。而白附片逐风寒湿痰,偏于入肾经,温助肾阳。

白附子可生用,也可用生姜、白矾制过。因为白附子有毒,一般外用则生用,内服剂大多是制过的,但此方注明生用。据有关研究资料介绍,白附子生用和制用,毒性无显著差异,煎煮后麻辣感消失或降低,但毒性并不降低。

应用此方,方中注明用黄酒送服,以助宣通血脉,应用时不能小视。

谈龙胆泻肝汤证治

龙胆泻肝汤是医者比较熟悉的常用方,它是治疗肝胆实火上炎、湿热下注的常用方。龙胆泻肝汤的同名方较多,大约有七处,方剂书不完全相同,本方之源尚难确定,据有关书籍介绍,有认为是李东垣方,查《兰室秘典》所载,本方是名同药异;有人认为本方出自《太平惠民和剂局方》,但查《太平惠民和剂局方》未见记载;如此等等。目前教科书上此方多引自《医方集解》。

现代医者常用此方治疗属于肝经实火、湿热引起的顽固性头痛、头部湿疹、高血压、急性结膜炎、虹膜睫状体炎、外耳道疖肿、鼻炎、急性黄疸型肝炎、急性胆囊炎,泌尿生殖系统炎症,如急性肾盂肾炎、急性膀胱炎、尿道炎、外阴炎、睾丸炎、腹股沟淋巴结炎、急性盆腔炎,以及带状疱疹等。本方治疗病证广泛,临床运用较多,因此我们对于本方应该有深刻的了解。

龙胆泻肝汤(《医方集解》)

龙胆草 酒炒 6g	黄芩 炒 9g	栀子 酒炒 9g	泽泻 12g
木通 6g	当归 酒炒 3g	生地黄 酒炒 9g	柴胡 6g
生甘草 6g	车前子 9g		

功用:清泄肝胆实火,清利肝经湿热。

主治:1.肝胆实火上炎证。头痛,目赤,胁痛,口苦,耳聋,耳肿,舌红,苔黄,脉弦数有力。

2.肝经湿热下注证。阴肿,阴痒,筋痿,阴汗,小便淋浊,或妇女带下黄臭等,舌红苔黄腻,脉弦数有力。

方证辨解

本方证的病因有两个，一是由肝胆实火上炎，二是肝胆湿热，循经下注。所谓肝经实火是相火旺，不是阴虚。当然由于火旺，不仅相对的是阴虚，实际上也是因火盛灼阴，但是病因不是阴虚。本方证许多症状更不是由于阴虚而造成的，而是火旺。关于火旺的病因可以由情志产生，也可以由饮食产生，这两者都可以化火。

对于湿热的问题，也是由于饮食所生，如饮酒。因为酒是辛热之品，酒是水火之精，也含有水湿，所以容易产生湿热。另外由于肝火特别亢盛，所以当有湿的时候，也可以因为肝火使得湿化为热成为湿热而下注。

从症状表现来看多数与肝经、胆经循行部位有关，肝经绕阴器，布胁肋，连目系，入巅顶；胆经起于目内眦，布耳前入耳肿，一支入股中，绕阴部，另一支布胁肋。肝胆之火循经上炎则头痛、耳目作痛，或听力失聪，旁及两胁则胁痛且口苦；湿热循经下注则为阴痒、阴肿、筋痿、阴汗；小便淋浊不利，湿热带下，舌红苔腻，脉弦数有力皆为火盛及湿热之象。

这里要说明筋痿的问题。筋痿就是宗筋痿，即是阳痿。但不是肾虚的阳痿，而是相火旺，有湿热造成的。阴汗就是阴囊潮热。对于湿热带下，因为有湿热，所以带下黄、臭、稠。

组方特点

本方证病机是实火与湿热，所以治宜清肝胆实火，清利肝经湿热。方中主要用大苦大寒、入肝胆两经的龙胆草为君，既能泻肝胆实火，又能利肝经湿热，泻火除湿，两擅其功，切中病机。在临床上我们要注意，龙胆草的苦味超过黄连，寒性也超过黄连，所以用量不宜过大，本方只用 6g。临床有时用一点龙胆草泡水服治疗目肿，局部伴痒、红、痛者，效果比黄连要好。

本方用苦寒的栀子、黄芩为臣药,泻火、燥湿、清热,以加强君药的泻火除湿之力。湿热的主要出路是利尿下行,从膀胱渗透,故用渗湿泄热之泽泻、木通、车前子为佐药,导热从水道而去。从中我们可以看出本方中含有半个八正散,所以对清除下焦湿热,效果明显。

本方以泻火利湿为主。为什么用当归与生地黄呢?本方中诸药以苦燥渗利伤阴之品居多(五味药),故用当归、生地黄养血滋阴,使邪去阴血不伤,也为佐药。肝体阴而用阳,性喜疏泄条达而恶抑郁,火邪内郁,肝胆之气不舒,用大剂量苦寒降泄之品既恐肝胆之气被抑,又虑折肝胆生发之机,故用柴胡舒畅肝胆之气,并能引诸药归于肝胆之经。所以在使用龙胆草泻肝同时有柴胡之升,不致于损伤肝气。如果病在出现目赤、头痛、耳肿、口苦等病症时,柴胡不宜多用,如果病在下,可稍微多用一些(方中也只用6g)。

生甘草调和诸药,护胃安中,与柴胡并兼佐使之用。

本方的配伍特点是泻中有补,利中有滋,降中寓升,祛邪而不伤正,泻火而不伐胃,使火降热清,湿浊得利,循经所发诸症,皆可相应而愈。

临床体悟

本方的组成有其几个特点。第一,本方中含有导赤散与八正散,既可治上部之症,又有治下焦之疾,清利湿热。第二,本方中十味药有五味苦寒之品,故易苦燥而伤阴,用量不宜过大,栀子、黄芩最多用6g。第三,方中标明龙胆草、栀子、当归、生地黄为酒炒,黄芩亦为炒用,目的在降低苦寒之性,不单借酒之辛可上行,也可减少下行太猛之力。第四,方中诸药多为6~9g,而当归只用3g,而且又是方中唯一的辛甘温之品。因为"湿为阴邪,非温不解",故在治湿药中用当归即是此意,如果当归用量大了,反而有碍祛除湿热之邪,反使火升。

笔者在临床上多使用本方治疗湿疹、特别对于严重的湿疹,瘙痒明显、渗液较多者,可加地肤子、白鲜皮。在治疗带状疱疹时可多加用一些清热凉血解毒之品,如板蓝根和金银花等。

论旋覆代赭汤证治

旋覆代赭汤是医者比较熟悉的一个方剂,也是《伤寒论》中很有名的一个方剂,是治疗胃虚痰阻气逆之常用方。临床上常用来治疗胃虚痰阻引起的胃神经官能症、胃扩张、慢性胃炎、胃及十二指肠溃疡,幽门不完全性梗阻、神经性呃逆、肠肌痉挛等。《伤寒论》中把此方剂列在五个泻心汤之后,亦属于治疗痞证方剂之一。我们个别医者在使用此方时因为对此方证治理解不够深入,所以治疗效果不明显。

旋覆代赭汤(《伤寒论》)

旋覆花三两(9g)   人参二两(6g)   生姜五两(15g)   赭石一两(6g)

炙甘草三两(9g)   半夏半升(9g)   大枣12枚(4枚)

功用:降逆化痰,益气和胃。

主治:胃虚痰阻气逆证。胃脘痞闷或胀满,按之不痛,频频嗳气,或见纳差,呃逆,甚或呕吐,舌苔白腻,脉缓或滑。

方证辨解

《伤寒论》讲:"伤寒发汗,若吐若下,解后心下痞硬,噫气不除者,旋覆代赭汤主之。"此乃外邪虽经汗、吐、下而解,但治不如法,中气已伤,痰涎内生,胃失和降,痰气上逆则故。而胃虚当补,痰浊当化,气逆当降,所以拟化痰、降逆、益气、补虚之法。

本方主要治疗嗳气不除，心下痞，也可以治疗反胃（即呕吐）气逆不降，时吐涎沫。总之，本方证的主证是胃气虚，这个虚可以由误治而成，也可以因为素来胃气虚而受寒所致。胃气虚而气逆不降，则生痰致心下痞，故嗳气不除则心下痞，气逆不降则吐涎沫，反胃则呕吐、呃逆。

组方特点

本方证病机构成胃虚、痰浊、气逆三个方面，依据这三点，本方剂结构特点是用了旋覆花和赭石，这两个药作为主药，即君药，生姜、半夏为臣药，佐以人参、甘草和大枣。

旋覆花性温，入肺经，可下气，除嗳气，对痰咳、痰喘均有效，是一味平和的药，众所周知，"诸花皆升，旋覆独降"。旋覆花质地很轻，此方中用量很大，是赭石的三倍，而赭石质地很重，却用量较小，这是什么原因呢？因为赭石是重镇降逆的药，入胃经和肝经，凡是肝气、胃气上冲都可以用它。这个方剂用得少主要是因为它重镇的力量比较强，而本方证是胃气虚寒而上逆，赭石性寒，胃气虚寒经不住重镇。所以在本方剂中旋覆花的用量大于赭石。可是目前有些医者却反过来用，因而效果不明显，反而会导致其他病症，这是由于用生赭石过量而损伤了正气。虽然当时用之，嗳气、呕吐、吐涎沫都除了，但过一段时间，患者就会感觉到胃脘部胀闷得气透不过来，同时感觉吃饭没有食欲，这就是用重镇药过度的一个表现。

生姜在本方剂中重用到五两，而在《伤寒论》其他方剂中只用到三两，有的医者有时会用到半斤，重在温胃降逆。生姜用量重寓意有三，一为和胃降逆以增强止呕之效；二为宣散水气以助祛痰之功；三可制约赭石的寒凉之性，使其镇逆而不伐胃。半夏辛温，祛痰散结，降逆和胃，与生姜并为臣药，两者合用，既能化浊，且降胃气，治疗胃痞且可用于散结、消食。所以生姜的用量要大，小了就没用。

本方证由于是胃气虚寒,气虚当补,故本方用人参、炙甘草、大枣,益脾胃,补气虚,扶助已伤之中气,为佐使之用。诸药配合,共成降逆化痰、益气和胃之剂,使痰涎得消,逆气则平,中虚得复,则心下痞硬除,而嗳气、呃逆可止。后世用此方治疗胃气虚痞之反胃,呕吐涎沫以及中焦虚痞而善嗳气者,亦取本方益气和胃、降逆化痰之功。

临床体悟

1. 临床上诸多医者使用本方治疗呃逆者居多。呃逆辨证分型很多,但要认清不要把呃逆都当成胃气败,要注意呃逆从哪起。气从脐下往上则为正气败;如果起于胃,也就是中焦的胃气虚寒,这种情况要比来自于少腹上来的呃逆要好得多。对于呃逆,关键是食糜都是从胃中来,而不是从少腹来,这是使用旋覆代赭汤时一个辨证要点。这种患者的舌苔往往是薄白的,虽有痰饮,但苔并不厚,一般不需要化痰。

2. 临床上对于呃逆的辨证,多使用旋覆代赭汤与其他方合用。
气虚呃逆——旋覆代赭汤合半夏厚朴汤。
血瘀呃逆——旋覆代赭汤合血府逐瘀汤。
痰热呃逆——旋覆代赭汤合二陈汤。
胃寒呃逆——旋覆代赭汤合丁香柿蒂散。
胃热呃逆——旋覆代赭汤合白虎汤。
阳虚呃逆——旋覆代赭汤合附子理中汤。
阴虚呃逆——旋覆代赭汤合益胃汤。

3. 使用旋覆代赭汤必须注意药物剂量的配比,如旋覆花与赭石的比例。有些教材中是 3∶1,而另一些教材中是 1∶1,个别医生在使用往往是 1∶3 对于这个比例,笔者在临床上都使用过,有过失败,亦有过成功。在使用 1∶3 时,有些呃逆暂时好转,但用药后大多出现损伤正气,还得回过头来再调补胃气。在使用 1∶1 时虽有效果,但见效较慢。在使用正确的 3∶1 时确能收到良效。最近笔者收录了一些病例,如一吴姓妇女,患呃逆半年诸药治疗疗效不显,后查看此方,使用旋覆代赭汤没错,诊脉之后按原方剂量服用 3 剂呃逆便止。

4. 对于本方使用生姜的用量,习惯上多使用 6~10g,笔者也这样用过,可是后来发现治疗胃寒气逆的呃逆,总是进展不大,后来又复习一遍旋覆代赭汤,发现生姜的用量太少了,达不到制约赭石的寒凉之性,于是生姜改用15g 后,效果比以前好。由此确实体会到了生姜用量的关键。大家都知道生姜温胃降逆,是呕家圣药,无论是痰饮还是水气皆可治。如胃气不降,津液不得上布,用生姜和半夏降浊比较好。另外有胃气痞且硬,故也用生姜来散积消食,所以,生姜的用量一定要大,小了效果不好。

5. 对于旋覆代赭汤,要与五个泻心汤结合考虑,心下痞或胃痞诸证型结合起来理解此方治法的真正意义。

百方
辨解

第四部分
验方十则

历代医家钻研方剂甚多，近代诸多医家在多年的临床实践中也有验方流传于世，笔者在临床上往往学习运用部分验方，颇有收获，但惜于验方方解不详，为此我加以辨析，介绍于此，以供学习。

救脑汤治疗血管神经性头痛

头痛是临床上常见的自觉症状,可单独出现,亦可出现于多种慢性病之中,其中有一种疼痛西医学称之为血管神经性头痛,治疗此类头痛有用疏风清热、祛瘀通络的,也有用通经温经、化瘀止痛的,或有用辛温通阳、化瘀通经的等。而笔者常用的是祛风散寒温经止痛的救脑汤。本方出自于清代陈士铎《辨证录》。

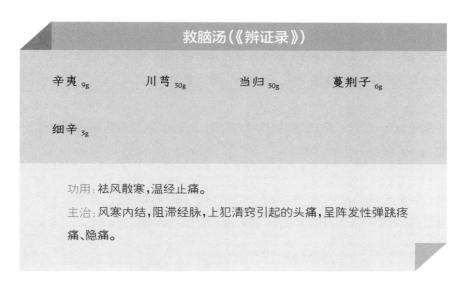

救脑汤(《辨证录》)

辛夷 9g   川芎 30g   当归 30g   蔓荆子 6g

细辛 3g

功用:祛风散寒,温经止痛。
主治:风寒内结,阻滞经脉,上犯清窍引起的头痛,呈阵发性弹跳疼痛、隐痛。

方证辨解

本方证因风寒内结不散,日久阻滞经脉运行,上犯清窍,血瘀因虚而滞,因寒而凝,因风而动,而阵发不通则痛,日久成血虚而隐痛。

组方特点

本方以辛夷辛散温通走气而入脑,《神农本草经》谓其"主中风入脑头痛",

所以为君。川芎味辛,性温,辛温走窜,为血中气药,上行头目,下行血海,一往直前,走而不守,善于行气活血,祛风开郁。《本草汇言》指出:"上行头目,下调经水,中开郁结,血中气药……味辛性温,气善走窜,而无阴凝黏滞之弊,虽入血分,又能祛一切风,调一切气。"故用之有效。

当归味辛温、微苦,性温,是治疗血分病最常用的药,能使血各归其所,所以名为"当归"。有活血、补血、止痛之效,与川芎并列为臣。

细辛辛温发散,宣清郁滞,上达巅顶,通利九窍,善于祛风散寒且止痛之功效强,尤适用于风寒头痛。由于本药具有升浮之性,故可用于头面部诸风百疾。细辛辛通走窜,善行全身之气,辛夷则以通上焦之气为主。

蔓荆子味辛、苦,性凉,主要用于疏散清热,凉肝明目,疏散头面之邪以治头痛,此为佐药。

此方虽只五味药,组合严谨,虽辛温之药偏重、偏多,但能散,有蔓荆子苦微寒为佐,以制辛温太过之弊,由于质轻故不宜重用,本方只用 6g。

临床体悟

笔者应用此方治疗因血虚、血瘀、风痰引起的血管神经性头痛常加减使用。

血虚尚不明显者可适当减少当归、川芎用量。

凡久痛不止,风痰阻络,可相应加入蜈蚣、全蝎,较重者可加入白花蛇。

如伴有高血压、头眩者可加钩藤、石决明。

伴呕吐,寒呕加姜半夏和少量吴茱萸、生姜,热呕加竹茹、生赭石。

气虚者加生黄芪和党参。

失眠多梦加酸枣仁、首乌藤、生龙骨、生牡蛎。

风痰郁结可加姜半夏、白芥子、天麻。

二六汤治痤疮

痤疮，俗称青春痘。中医称之为肺风粉刺，多发于青春期男女青年的颜面部，亦可见于胸骨背部及肩胛处，颈后、臀部等处亦可发生，常对称分布，少数中老年人在更年期也可生长。除少数儿童外，80%～90% 的成人患此病或曾患过痤疮。

痤疮的形成一般与内分泌失调、雄性激素分泌过旺有关，治疗此证笔者使用"二六汤"，即二至丸合六味地黄丸加减治疗，取得较好疗效。

二 六 汤

生地黄 24g	怀山药 12g	山萸肉 12g	女贞子 15g
牡丹皮 10g	茯苓 10g	泽泻 10g	墨旱莲 15g
蒲公英 20g	知母 12g	生甘草 6g	

功用：清热凉血，滋肾消疮。

主治：肝肾阴虚，虚火上升引起肺风粉刺，舌红少苔，脉细数。

方证辨解

中医认为肺风粉刺多由于饮食不节，嗜食辛辣，导致肺热风盛，风热相传、熏蒸于肺，日久痰瘀积聚成疮而发痘疹；或嗜食肥甘厚味导致肠胃积热不能下达，反而上逆，阻于肌肤，积聚成疮；或因脾失健运，运化失调，水湿内停，湿郁化热,湿热成痰,凝滞肌肤而成疮;亦有因情志失调,肝郁化火,火热上熏于肌肤而成疮。

本方证示肾阴不足,相火过旺,肾阴阳平衡失调而成疮,舌红少苔,脉沉细。

组方特点

本方用二至丸益肝肾;六味地黄丸泻火养阴,而熟地黄改用生地黄以加强清热凉血之功。临床上要依据病情加减变化,如遇感染加虎杖、连翘;皮脂多加生山楂和生薏苡仁;经前多加柴胡、益母草;囊性结节加夏枯草、莪术;肺热加黄芩、杏仁。

临床体悟

痤疮是青年人常见的一种皮肤病,由于有碍于观瞻而令人痛苦,医者治疗此病常以活血散风、清热解毒、化湿散结之法治之。笔者经过不断实践认为,肾乃先天之本,内藏元阴、元阳,系水火之源,阴阳之根;肾在内,皮肤在外,在生理上肾阴、肾阳通过脏腑经络供给皮肤营养和能量,使皮肤温暖、柔润而富有光泽,发挥其生理功能。在病理上,因肾阴、肾阳的虚衰而使皮肤变得冰凉、萎缩、硬化、干燥、色素沉着等,而且影响其司开阖的功能,导致外邪长驱直入。故汲取验方,最后选择了二至丸合六味地黄汤加减治疗此证,疗效明显。西医学认为痤疮与内分泌失调关系密切,多以激素药物平衡治疗。而中医认为此证仍有热发而入血,心主血脉,其华在面,故面部多发,此"二六"合方具有滋补肝肾、清热凉血、解毒消疮之作用,故治之有效。

此外治疗痤疮患者必须要有信心,不要有太大的心理压力,要始终保持乐观的态度。治疗痤疮不能一蹴而就,通常需要较长的时间。同时在治疗过程中要注意调整饮食结构,多食水果蔬菜,少食辛辣、甜食、油腻食物,不可食用羊肉。在生活上注意不要以冷水洗面,要用温热水熏洗。少用碱性强的香皂和油性化妆品。切忌用手指挤捏面部丘疹、粉刺、脓疮,以防遗留瘢痕。同时也要注意保证睡眠充足,调整消化系统功能,保持心态平衡,少急勿躁。这些都有助于痤疮的治疗。

临床医案

病案 1

赵某,女,23 岁,学生,2015 年 3 月 2 日初诊。

主诉及现病史:患者面部痤疮 1 年余,曾外用多种药膏,效果不显,服用清热泻火汤药,未见明显疗效。平素有便秘,易上火,痤疮于月经前增多。现两颊有粉刺、丘疹,舌红,少苔,脉沉弦数。

诊断:痤疮。

辨证:肾阴虚血热,肝郁气结。

治则:滋肾凉血,疏肝散结。

方药:

生地黄 $_{24g}$	山药 $_{12g}$	酒萸肉 $_{12g}$	牡丹皮 $_{10g}$
茯苓 $_{10g}$	泽泻 $_{10g}$	女贞子 $_{15g}$	墨旱莲 $_{15g}$
柴胡 $_{10g}$	益母草 $_{20g}$	生甘草 $_{6g}$	

每日 1 剂,水煎服。

治疗 1 个疗程后,面部痤疮大部分消失,继续治疗 1 个疗程痊愈,随访半年未复发。

诊治思路:该患者舌红、少苔、脉沉弦数均为肾阴不足,相火妄动之象,脉弦为肝气郁结不畅之象,月经将至,气血旺盛,使肝郁更甚,化火与相火上犯头面,发为痤疮,故月经前痤疮增多,治用六味地黄汤合二至丸滋补肝肾之阴、清热凉血,柴胡、益母草疏肝理气、活血调经,气血同治,血热清,肝气调,痤疮自愈。

病案 2

王某,男,34 岁,职工,2014 年 7 月 8 日初诊。

主诉及现病史:患者面部痤疮多年,曾内服外用多种药物治疗,效果不显。现两颊大量粉刺、丘疹,连接成片,伴囊性结节,局部有脓包,皮肤晦暗粗糙,舌红,少苔,脉沉细数。

诊断:痤疮。

辨证:肾阴虚血热。

治则:滋肾凉血。

方药:生地黄 $_{24g}$　　山药 $_{12g}$　　酒萸肉 $_{12g}$　　牡丹皮 $_{10g}$

茯苓 $_{10g}$　　泽泻 $_{10g}$　　女贞子 $_{15g}$　　墨旱莲 $_{15g}$

莪术 $_{10g}$　　夏枯草 $_{10g}$　　连翘 $_{10g}$　　野菊花 $_{10g}$

生甘草 $_{6g}$

每天 1 剂,水煎服。

治疗一疗程后,面部痤疮开始减少,继续治疗 2 个疗程后痊愈,至今未复发。

诊治思路:患者颜面痤疮多年,经多年治疗无效,患者舌脉为阴虚血热之象,故用六味地黄汤合二至丸滋肾阴、清虚热;囊性结节为气血瘀滞所致,予莪术破血行气,夏枯草消肿散结;局部脓包为热毒壅盛所致,予连翘、野菊花清热解毒消疮。本方滋肾清热以治本,散结消肿、解毒消疮以治标,辨证准确,标本同治,顽疾得愈。

病案 3

宋某,女,17 岁,学生,2015 年 5 月 6 日初诊。

主诉及现病史:患者面部痤疮半年。现面部散生痤疮,皮肤油脂多,舌红,少苔,脉沉细。

诊断:痤疮。

辨证:肾阴虚虚热。

治则:滋肾凉血化浊。

方药：生地黄 24g　　山药 12g　　酒萸肉 12g　　牡丹皮 10g

　　　茯苓 10g　　泽泻 10g　　女贞子 15g　　墨旱莲 15g

　　　生山楂 15g　　生薏苡仁 30g　　生甘草 6g

　　　每日 1 剂，水煎服。

治疗 2 周后，面部痤疮渐消，油脂减少，继续治疗 1 个疗程后痊愈，至今未复发。

诊治思路：患者痤疮半年，舌脉为阴虚虚热之象，方用六味地黄汤合二至丸滋肾阴、清虚热；油脂为湿浊不化引起，中焦脾虚不能化湿，故见颜面油脂增多，予生山楂、生薏苡仁健脾和中、化湿降浊，是为标本兼治之法。患者病程短，病情较轻，1 个月即痊愈。

活血化瘀消斑汤治疗面部黄褐斑

活血化瘀消斑汤又称加味化瘀消斑汤,本方是刘奉五老中医治疗面部黑色素沉积症的一张经验方,是治疗面斑、黄褐斑的有效方剂。

活血化瘀消斑汤			
当归 9g	益母草 9g	红花 6g	川芎 3g
香附 9g	川牛膝 9g	藁本 9g	白芷 6g
柴胡 4.5g	荆芥穗 9g		

功用:活血散风。

主治:风邪伤于营卫,气血失和的面部黄褐斑(肝斑,黧黑斑)。

方证辨解

本病病机较为复杂,中医学认为,多因其忧思过度或抑郁不遂,影响情志,为时日久,渐伤肝脾,气耗血虚,继则化火,血弱不华,终致火燥郁滞而成本病。亦有认为肝、脾、肾功能失调,胞宫失常及冲任损伤,导致气血不调,经血不能上荣于面(虚证),或痰浊瘀滞聚于面而发病(实证)。也有人认为是风邪伤于营卫所致。综上所述,凡面部色素沉积,笔者从中医辨证出发,认为黄褐斑是表现,血瘀是本质,形态是风郁(风善行数变),病位在肝、脾、肾,亦与内分泌紊乱有关。

组方特点

方中以当归为君,养血活血,且有润肤之功;益母草为臣,助当归活血化瘀,且有祛瘀生新作用,可去旧斑生新肤;配以红花、川芎、川牛膝活血化瘀以消斑;川芎且能通达气血,辛温升散上行直达病所;川牛膝引血下行,使瘀血下行消散,瘀有去处;佐以柴胡、香附以疏肝解郁使气血通达;荆芥穗、藁本、白芷为其使药,祛风直达阳明面部。诸药合用,共奏活血化瘀、解郁祛风消斑之功。亦可加入甘松活血消斑。

临床体悟

1. 面部黄褐斑是妇女的一种常见多发症,多与饮食、情志、日晒有关,应用化瘀消斑汤治疗具有较好疗效,由于是皮肤黑色素沉着,故治疗需较长一段时间,不可能数剂而愈,只有坚持治疗,才会有疗效。

2. 化瘀消斑汤和二仙汤加味均能治疗黄褐斑,临床上要辨证施治,可单独使用,也可合方,效果更佳。

3. 化瘀消斑汤除治疗黄褐斑外,我还用此方治疗眼周暗、皮肤白斑,均有疗效。切记在选用加味药物时最好不加入黑色的药品,如地黄、黑芝麻、补骨脂等,这些药在一定程度上会影响色素沉着的消退。

4. 在治疗期间应避免日晒和紫外线照射,保持情志舒畅,大便通调。大便不通,瘀毒难散,肺与大肠相表里,肺主皮毛,此理不可不明。

5. 黄褐斑,中医又称"肝斑""黧黑斑",是一种后天色素沉着过渡性皮肤病,皮损为淡褐色、深褐色、黑褐色斑片,其边界清晰,边缘常不整,形如地图或蝴蝶,对称分布于面部,表面光滑,无鳞屑,无自觉症状,常于日晒后加重。中青年女性发病概率较高,亦有孕妇发病称妊娠性黄褐斑,于分娩后逐渐消失,无需治疗。

临床医案

病案 1

刘某,女,2011 年 4 月初诊。

主诉及现病史:患者 2 年来面生黄褐斑、蝴蝶斑,日渐加重,其服药及应用各种化妆品、面膜均不理想,患者面颊及两颧部位明显对称分布黄褐色斑片,形如蝴蝶,表面光滑,边界清晰。舌暗红,少苔,脉沉细。

诊断:黄褐斑。

辨证:血瘀风郁。

治法:活血化瘀散风。

处方:化瘀消斑汤。

口服,日 1 剂。1 个月后复诊,患者面部黄褐斑明显消散,斑片内黄褐斑与肤色间见,嘱继服 1 个月,患者黄褐斑完全消散,甚喜,为防止复发,患者要求继服 1 个月以巩固疗效。

患者在更年期或伴有月经色暗、有块,或月经不调者,患有黄褐斑,可使用二仙汤加味。

方药:淫羊藿 $_{12g}$　　巴戟天 $_{12g}$　　仙茅 $_{12g}$　　当归 $_{10g}$

　　　　黄柏 $_{10g}$　　知母 $_{10g}$　　墨旱莲 $_{15g}$　　蛇蜕 $_{10g}$

二仙汤主治更年期综合征、高血压、闭经以及其他女性病属阴阳两虚,兼有虚火上炎者。本方功在温肾补精,泻肾火,调冲任。据有关资料介绍,应用此方加味治疗妇女黄褐斑有效。本方用二仙汤调理冲任,即调节内分泌紊乱,以充精血、降虚火。方中加入墨旱莲重在滋阴凉血,蛇蜕有祛风退翳作用,取其祛风脱皮之理而消面斑。

病案 2

董某,女,50 岁。

主诉及现病史：患者面生黄褐斑 3 年,眼周明显,形成熊猫眼,月经已停,时潮热汗出,心烦易躁。舌质红,苔薄黄,脉滑数。

辨证：冲任失调,肝郁化火,面瘀沉滞。

处方：化瘀消斑汤合丹栀逍遥散。

治疗 1 个月效果不明显,改用化瘀消斑汤合二仙汤加味继续治疗 1 个月,患者面部黄褐斑明显消退,继服原方 2 个月,患者黄褐斑基本消退。

解郁利咽汤治疗梅核气

解郁利咽汤是治疗咽喉部神经官能症的一剂良方。系河南黄永灵老中医治疗梅核气的一张经验方。笔者应用此方治疗此证屡屡见效,特录于此,加以辨解。

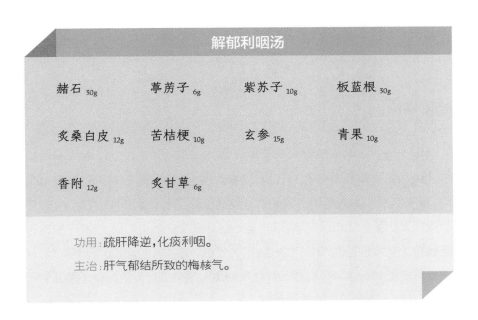

解郁利咽汤

赭石 30g　　　葶苈子 6g　　　紫苏子 10g　　　板蓝根 30g

炙桑白皮 12g　苦桔梗 10g　　玄参 15g　　　　青果 10g

香附 12g　　　炙甘草 6g

功用:疏肝降逆,化痰利咽。

主治:肝气郁结所致的梅核气。

方证辨解

本方证主要是情志不遂,气出入不舒,气郁而生痰,气郁津液不能正常布散,聚而为痰。从而使气的运行受阻,由于局部痰气所聚,气逆不利,气痰搏结,壅于咽喉而成,贴于咽喉之间而吞之不下,吐之不出。中医认为气有余便是火,液有便就是痰,此处所讲气有余并不是说所有的气郁都是有余,而是指在局部郁而不舒就是有所余,痰结气郁日久而化热伤阴,故本证往往见到口干舌红少津,此时因郁痰而脉滑。

组方特点

本方证有气、有痰、有热、还有阴虚之象，故重用生赭石镇肝降逆为君，配以紫苏子降气利咽，香附疏肝解郁，葶苈子、桑白皮、桔梗行气化痰，兼泻肺中痰热，桔梗又为使药而至咽部。板蓝根在此起到利咽散结的作用又能清热。青果与玄参清热生津养阴又化痰。本方寒凉药较多，但有大量行气药，故寒而不滞，炙甘草相佐调和诸药，降气而不伤正。方中无清热燥湿药故清热而不燥。

临床体悟

1. 梅核气西医学称咽喉部神经官能症，属于中医的郁证范畴。是一种常见病、多发病，尤以妇女患者为多，本病多由情志郁结，化火炼液成痰，气痰搏结，壅于咽喉。患者咽中有异物感，贴在咽喉之间，吞之不下，吐之不出，而检查又无所见。你说没有东西，患者老感觉有个东西在那里，但并不影响吞咽饮食。主要原因是情志不遂，气出入不畅，气郁而生痰涎。因为气郁，津液就不能正常布散，聚而为痰涎，这又加重了气的运行受阻。由于局部有所聚，就使气道不利而产生了这种证。

治疗梅核气，我们首选的方子也就是大家所熟悉的《金匮要略》中的半夏厚朴汤，方中用了半夏、厚朴、茯苓和苏叶，而以半夏、厚朴作为方剂的名字，可知半夏、厚朴是本方的主药。习惯上说半夏是祛痰的，能散结、降气，用来治疗梅核气最为合适。本方半夏与厚朴合起来应用，可以利胸膈间气的。茯苓一般只强调其渗湿健脾的功效，却很少指出茯苓是先升后降，既能使被阻的津液上于咽喉，又可助半夏、厚朴降气除痰涎。苏叶既入气分又入血分，是肝、肺两经的药，在这里能行气疏肝，能和血。

2. 梅核气一证虽是痰气郁结，但临床所见大多有咽堵、咽干、咽痒，此乃"气有余便是火"的征象。故再用半夏厚朴汤治疗，反而燥伤阴气而助火，本案选用解郁利咽汤治疗,体现出证出有辨,治出有法,药出有理的原则。

临床医案

张某,女,35 岁,2015 年 3 月 16 日初诊。

主诉及现病史:自诉因工作时与他人发生争执而情绪抑郁,6 日前出现咽喉似有异物,咳之不出,咽之不下,还伴有胸膈满闷,时有呕恶,舌淡,苔白,脉弦细。

诊断:梅核气。

辨证:气郁痰阻。

治则:行气开郁,化痰散结。

处方:解郁利咽汤加味。

方药:
赭石 $_{30g}$	葶苈子 $_{6g}$	紫苏子 $_{10g}$	板蓝根 $_{30g}$
桑白皮 $_{10g}$	桔梗 $_{10g}$	青果 $_{10g}$	玄参 $_{15g}$
香附 $_{12g}$	甘草 $_{6g}$		

服药 14 剂,以上症状消失,后随访半年未见复发。

益气养阴消疮汤治疗复发性口腔溃疡

益气养阴消疮汤是治疗顽固性复发性口腔溃疡的一张有效的经验方。笔者在临床上应用效果堪佳，特介绍辨解如下。

益气养阴消疮汤

炙黄芪 30g   炒白术 10g   太子参 15g   生甘草 10g

当归 10g   麦冬 30g   玄参 30g   北沙参 10g

金银花 10g   北豆根 10g

功用：益气养阴，解毒消疮。

主治：气阴两虚型口疮（口腔溃疡），证见口疮反复发作，疼痛溃疡。

方证辨解

中医认为口疮多因脾气凝滞，风热上炎，或心脾积热熏蒸于上，或劳累过度，虚火上炎，或上焦实热，中焦虚寒，下焦阴火，各经传变所致。

本方证究其病因，即因口疮复发日久，病程较长，初期多以清热、泻火、解毒治之。殊不知凡口疮初起，不可过用寒凉之剂，致寒凝不散，内溃奔走，则久而难愈。必先用辛轻升散，而后清凉，使郁火外达再视其所因而治之。更有中气不足，脾胃虚衰不能敛纳下焦，阴火被逼上炎，以致虚火口疮，凡此种种，必导致气阴不足，虚火上炎，口疮日久复发，如再妄投寒凉更伤气阴。从而使溃疡反复形成,疼痛难忍,进食困难。

组方特点

方中重用黄芪为君,补气健脾兼以托毒生肌;白术为臣,助黄芪益气健脾;太子参、玄参、麦冬、北沙参养阴益胃以生津,形成健脾补气,养阴生津并举;佐以当归辛温活血止痛,防止寒凉太过;金银花、山豆根清热解毒以消疮;生甘草一则调和诸药,二则缓急止痛,三则清热解毒。本方为甘温、甘寒复方合用法,甘温益气健脾扶正,甘寒滋阴清热消疮,故而温而不燥,无助热之弊,寒而不凉,无伤正之忧。诸药合用,奏益气养阴、清热解毒消疮之功。

临床体悟

1. 顽固性复发口腔溃疡虽属多发常见病,一旦发作,疼痛难食,病程较长,应用寒凉之药居多,久则伤及气阴,日久难复,故以益气养阴,清热解毒之法治之多有疗效,治愈率高。

2. 益气养阴消疮方药味组成严谨,其中黄芪与白术、玄参与麦冬可因复发性口疮气阴不足之轻重而用量亦随之增减,一般 10~30g 为妥。

3. 对于复发性口疮绝大多数患者多与阴火上升有关。故方中可加肉桂 1~2g 引火归原。

临床医案

病案 1

李某,女,48 岁,银行职工。

主诉及现病史:患者口疮反复发作 10 余年,常服用黄连上清丸、久芝清心丸等药物以清热泻火,口疮反复发作,甚为苦恼,口中和,大便溏,舌淡红,有齿痕,苔薄白,脉沉细。

诊断:口疮。

辨证:气阴两伤,虚火上炎。

处方:益气养阴消疮汤。

方药:炙黄芪 30g　　炒白术 10g　　太子参 15g　　生甘草 10g

　　　　玄参 10g　　　麦冬 10g　　　北沙参 10g　　当归 10g

　　　　金银花 10g　　北豆根 10g　　茯苓 10g　　　桂枝 10g

　　　　中药配方颗粒剂,开水冲服,每日 1 剂,分 2 次服。

上方随证加减,共服用 3 周,口疮痊愈,随访半年未复发。

诊治思路:患者初发口疮,服用黄连上清丸等清热泻火药有效,后发作即服用类似药物,致使脾胃为寒凉所败,中焦阳虚,相火升腾无制,故溃疡反复发作,服用清火药,相火暂退,脾胃更伤,如此恶性循环,口疮发作越来越频繁,治疗应以甘温益气、健脾扶正为主,甘寒养阴敛火为辅,方中合用苓桂术甘汤,有温中健脾、降逆化浊之功。温清并用,以温为主,故能疗效显著。

病案 2

孔某,男,65 岁。

主诉及现病史:患者退休后发作口疮,反复发作 5 年余,服用清热泻火、维生素等中西药物效果不明显,口干、口苦,食后腹胀,大便不成形,舌淡红,苔白,脉弦细。

诊断:口疮。

辨证:气阴两伤,虚火上炎。

处方:益气养阴消疮汤。

方药:炙黄芪 30g　　炒白术 15g　　太子参 15g　　炙甘草 10g

　　　　玄参 10g　　　麦冬 10g　　　北沙参 10g　　当归 10g

　　　　金银花 10g　　北豆根 10g　　柴胡 15g　　　远志 10g

中药配方颗粒剂,开水冲服,每日 1 剂,分 2 次服。

上方随证加减,共服用 4 周,口疮痊愈,随访半年未复发。

诊治思路:患者平日思虑颇重,退休之后无事可做,思虑倍增,心脾暗耗,气血生成不足,脾虚无制,相火上扰,口疮反复发作。脾不升清则便溏,脾失运化则腹胀,脾虚则肝旺,故见口苦。脉弦、舌淡红、脉细均为气阴不足表现。方中重用黄芪、炒白术、太子参、炙甘草以健脾益气,佐以玄参、麦冬、北沙参、金银花、北豆根甘寒清上焦之虚热,柴胡疏肝解郁,远志宁心安神。

顽固性复发性口腔溃疡虽属多发常见病,一旦发作,疼痛难食,病程较长,应用寒凉之药居多,久则伤及气阴,日久难复,故以益气养阴、清热解毒之法治之多有疗效,治愈率高。益气养阴消疮汤药味组成严谨,其中黄芪与白术、玄参与麦冬可因复发性口疮气阴不足之轻重而用量亦随之增减,一般10~30g 为妥。

加味芍药木瓜汤治疗脊柱骨关节病

芍药甘草汤源于《伤寒论》，后加入木瓜称之为芍药木瓜汤，此后又加入鸡血藤和威灵仙，有的医者称之为"骨刺方"。临床多以白芍木瓜汤命名。

芍药木瓜汤

白芍 30~60g 　　　木瓜 12g 　　　威灵仙 15g 　　　鸡血藤 15g

炙甘草 12g

功用：培补肝肾，舒经通络，活血化瘀。

主治：肝肾亏虚，筋脉拘急的骨质增生症。症见头晕，项紧，肢麻肢痛，腰膝足痛等。

方证辨解

脊柱关节病，中医称之为痹病。俗称有骨痹、项痹、瘘痹、膝痹、足痹等。痹病的发生主要是由于正气不足，感受风、寒、湿、热之邪所致。中医认为，肝主筋，肾主骨，肝肾亏虚，筋失所养，筋脉痹阻，往往造成诸多麻木疼痛、瘘软无力之症。临床所见大多与工作环境和生活习惯有关，如久坐、久视、久立、久卧、久居潮湿之地有关，特别是目前在电脑前工作时间较长的人或玩手机过度的人、司机，以及工作强度较大的人，往往因脊柱骨关节病出现的骨质退行性病变（骨刺）、椎间盘膨出、椎间盘狭窄、椎间孔变窄等不同病机，从而影响经脉气血运行，出现头晕、项紧、肩酸、肢疼、腰痛、手麻足痛等。

组方特点

对于此证的治疗中医多以培补肝肾,舒经通络,活血化瘀治疗,方中重用白芍止痛散瘀,滋阴补肾,软化骨刺为主药;木瓜舒筋通络;鸡血藤味苦甘性温,补血活血;威灵仙舒筋活络,软化骨刺;豨莶草祛风湿通经络治疗骨节疼痛,四肢麻木;甘草调和诸药。综合以上诸药,方中含有芍药甘草汤而上方具有养血缓急止痛的良好作用。其中白芍与威灵仙均有软化骨刺之作用。

临床体悟

众所周知,骨质增生主要部位有颈椎、胸椎、腰椎、膝关节和足跟等部位。其主要表现为疼痛、麻木、拘紧。而此方恰与此证相合。然必须随症加减,笔者的体会是颈椎骨质增生加葛根 12g,胸椎骨质增生加狗脊 12g;腰椎骨质增生加杜仲 12g、牛膝 12g;膝关节骨质增生加骨碎补 12g;跟骨骨刺加桑寄生 12g、骨碎补 12g,淫羊藿 12g,补骨脂 12g;疼痛明显者重用白芍至 60g;四肢肿胀加桂枝 10g、桑枝 10g;颈椎椎间孔狭窄引起的脑供血不足引起头晕者重用葛根 15~20g;椎间隙狭窄引起肢体麻木的加蜈蚣 3 条;出现椎间盘膨出或突出者,出现肢体障碍者加桃仁、红花各 10g,严重者加白花蛇 1条;如服药后出现腹泻者加炒白术 15g、茯苓 12g。

白术通大便方治疗便秘

白术通大便方是魏龙骧老中医治疗便秘的一个经验方。笔者在临床上常以此方为基础，加减治疗因脾阳虚引起的便秘。

白术通大便方

生白术 60g　　　生地黄 20g　　　升麻 5g

功用：运化脾阳。

主治：脾阳不运的便秘，习惯性便秘。

方证辨解

慢性便秘是临床上比较常见的病证，严重者可引起粪便嵌塞、肠梗阻、巨结肠、直肠脱垂、痔疮、肛裂等，加重心绞痛、心律失常等疾病，用力排便甚至可诱发急性心肌梗死、脑血管意外等，严重威胁着患者的健康及生活质量。

中医学一般将便秘概括为寒、热、虚、实四种病机：胃肠积热者属热秘；气机郁滞或者饮食积滞，导致肺气不通畅者属实秘；气血亏虚者属虚秘；阴寒凝滞伴津液不行者，称为冷秘或者寒秘。此四者，又以虚实为纲，热秘、气秘属实，虚秘、冷秘属虚。而此四者之间又常相互兼夹或演变。如热秘被误治或者失治，经久不愈，津液日渐消耗，进而损伤肾阴，导致津液不足，大肠失去滋润，其病由实变虚。气机郁滞，日久化火，则气秘和热秘相兼。气血虚者，易受饮食所伤，抑或情志怫郁，则虚实相兼。冷秘者，乃阳气虚衰，阴寒内生凝滞，但如果过于温燥，则耗其津液，更可阳损及阴，可见阴阳并虚之证。

我认为，慢性便秘多见于中老年人，其证候以脾虚不运最为多见。然而脾虚不运型便秘临床往往不能得到正确的治疗，或以气秘而重用理气降气通便之品，久则耗气伤气，且理气药性多香燥，易耗津伤阴；或以热秘而重用苦寒通便，只能得一时之快，多用则伤脾胃之阳气；或以冷秘而多用辛温之品，致阴血受损，肠道失于濡润，甚者虚火内生，壮火食气；或以阴液亏虚而重用滋阴润肠，久用则寒湿内蕴，脾胃大肠阳气受损，犹如阴霾遮住阳光，日久伤肠使大肠麻痹不运。临床上脾虚不运型便秘常因医者辨证不准，失治误治，导致患者便秘病情日久不愈，越治越重，影响其健康及生活质量。脾虚不运型便秘属中医学便秘之虚秘范畴，其病机多是饮食劳倦内伤，或邪热内陷，消灼津液，或吐泻之后，或久病虚损，年老体弱及过用利尿之品等原因，导致脾之气阴亏虚，运化失健，大肠传导功能失常。脾气虚弱、运化失健则中焦清气不升，浊气不降，肠道传导失常，无力推动大便，临床症见排便费力，大便干或黏滞，脘腹胀满而喜揉按，四肢乏力，倦怠嗜卧等。脾阴亏虚而津液不充，营气不足，不能敷布营润周身，临床症见大便干结或黏滞，形体或肌肉消瘦，体无膏泽，皮肤干燥，毛发枯槁，口唇干、红，甚则燥裂。脾之气阴亏虚，则运化失健，临床出现不思饮食，食少腹胀，食后胃脘痞满不舒而喜按，饮食不化，嗳气酸腐之味，大便常夹不消化食物；舌脉往往表现为舌质淡红或红，舌体瘦小，舌苔黄或白厚，津少，脉虚沉细数。

辨证要点

笔者认为，根据脾虚不运型便秘的病机特点，其临床辨证要点为便秘日久，或轻或重，轻者大便2~3日一行，重者1周或1周以上大便一行，便感减弱，或无便感，大便干，甚者如羊粪，或大便黏滞，排便费力，大便常夹不消化食物；形体或肌肉消瘦，体无膏泽，皮肤干燥，毛发枯槁，口唇干、红，甚则燥裂，体乏肢软，倦怠嗜卧，不思饮食，食少腹胀，食后胃脘痞满不舒而喜按，饮食不化，嗳气有酸腐之味；舌质淡红或红，舌体瘦小，舌苔黄或白厚，津少，脉虚沉细数。

笔者认为，临床便秘辨治还需注意区别脾虚不运型便秘与脾气虚型便秘、津亏血少型便秘、脾肾阳虚型便秘之异同。脾气虚型便秘主要表现为大便并不干硬，虽有便意，但排便困难，用力努挣则汗出短气，便后乏力，神疲懒言，舌淡苔白，脉弱。虽然两者有共同的脾虚表现，但脾虚不运型便秘存在脾阴亏虚及脾不健运的表现，如形体或肌肉消瘦，体无膏泽，皮肤干燥，毛发憔悴，口唇干、红，甚则燥裂，饮食不化，嗳气有酸腐之味，大便常夹不消化食物等。津亏血少型便秘主要表现为大便干结，便如羊粪，口干少津，眩晕耳鸣，腰膝酸软，心悸怔忡，两颧红赤，舌红少苔，或舌淡苔白，脉弱。虽然有共同的津亏表现，但脾虚不运型便秘存在脾气亏虚及脾不健运的表现，如便感减弱，或无便感，大便无力，排便费力，临厕努挣，体乏肢软，倦怠嗜卧，不思饮食，饮食不化，嗳气有酸腐之味，大便常夹不消化食物等。脾肾阳虚型便秘主要表现为大便干或不干，排出困难，脉沉迟，腹中冷痛，得热则减，小便清长，四肢不温，面色㿠白，舌淡，苔白。虽然两者同属虚证表现，但脾虚不运型便秘不存在阳虚的明显表现。

组方特点

笔者针对临床脾虚不运型便秘患者，选用加味白术汤进行治疗，疗效显著。

白术通大便方组成为：生白术 60~120g，生地黄 20g，升麻 5g，莱菔子 20g，生白芍 10g。脾虚不运型便秘用白术通大便方治疗之所以疗效显著，关键在于重用生白术为君药，取其健脾润燥，促进运化之功。临床最早关于使用白术通便的记载见于《伤寒论》，原文谓："伤寒八九日，风湿相搏，身体疼烦……桂枝附子汤主之。若大便坚，小便自利者，去桂加白术汤主之。"魏龙骧老中医认为，便干结者，阴不足以濡之，而脾不运化，脾亦不能为其行津液，终属治标，重用白术，运化脾阳，实为治本之图。清代周岩在《本草思辨录》指出："或谓如大便硬何？曰：小便数者，大便必硬……亦脾职复而后至之津液可由是而裕；水湿外除，津液内蒸，谁谓白术之加，不足以濡大便哉？"这说明健脾益气的白术，能使胃肠恢复正常运化功能，可濡润肠道而使大便通畅。白术为健脾胃、促运化第一要药。如《神农本草经》曰："主风寒湿痹……除热,消食",《名医别录》曰:"除心下急满……益津液,暖胃,消谷嗜食",《药性论》曰:"主……心腹胀痛,破消宿食,开胃……止呕逆,腹内冷痛,吐泻不住,及胃气虚冷痢",《医学启源》曰:"除湿益燥,和中益气,温中……强脾胃,进饮食,和胃,生津液……止渴,安胎。"

白术的炮制方法不同,功效也有所差别。临床常用的白术因炮制方法不同,而有生白术、炒白术,土白术之分。生白术长于健脾通便,炒白术善于健脾燥湿,土白术专于补脾止泻。笔者认为,对于脾虚不运之便秘,则当用生白术为佳,原因在于其不仅健脾效佳,且性润而能生津液、通大便。脾虚不运便秘病机在于脾之气阴不足、运化失健,正与生白术之功效相合。笔者在长期的临床实践中体会到,加味白术汤中生白术为君,当以大剂 60~120g 为佳,盖病重药轻,非重剂不能取效,且用生白术直中病机,脾之气阴能迅速恢复,运化得健,则大便自通。可在加味白术汤中辅以生地黄增其养阴生津、润肠通便之功;再佐升麻升清阳,使浊阴降而清阳得升;莱菔子消食导滞、降气润肠;白芍柔肝止痛、养阴通便。诸药并用,共奏补益气阴、健脾促运、升清降浊、润肠通便之功。

便秘之治疗,当从整体出发,标本兼顾。加味白术汤药性平和,效力专一,无毒副作用。

临床体悟

便秘一症临床多见,诸多医患,多以润通为主,而不知润通日久脾阳受损,脾运失职而致大肠蠕动功能降低,造成被动局面。本方反其道而用之,以补促运,调动大肠积极性而便通。

应用本方要因人因证而用之,其生白术用量不可低于 60g,重则可用至 120g 或 150g。便干者加重生地黄以滑之,少佐升麻升清降浊,寓以降先升之意。如兼血虚可加生白芍 30g,当归身 20g,如兼食滞而加莱菔子 20g,如阴结脾的应加肉桂、附子、厚朴、干姜等温化。

如应用此方见效,而不可猝然停药,应逐渐撤之,可隔日一服到三日一服。

临床医案

病案 1

孙某,女,42 岁,2010 年 10 月 13 日初诊。

主诉及现病史:患者便秘 10 余年,3~5 日一解,排便甚难,长期服用番泻叶等通便药,不使用则不能排出。伴有腹胀、纳差、神疲乏力,体瘦肤燥、唇干色红、嗳气味酸腐,舌红,少苔,脉细。

诊断:便秘。

辨证:脾虚失运。

治则:健脾通便。

处方:白术通大便方。

方药:生白术 120g　　生地黄 20g　　　升麻 5g　　　　莱菔子 20g
　　　7 剂,水煎服,每日 1 剂。

二诊:2010 年 10 月 20 日。服前方后大便每日 1 解,量少。上方去莱菔子,又服 7 剂,而大便如常,患者恐便秘再作,故又加服 2 周,嘱隔 1~2 日服 1 剂。经随访,至今未再发便秘。

病案 2

胡某,男,62 岁。2011 年 3 月 21 日初诊。

主诉及现病史:患者便秘数月余,曾经服用蜂蜜、芦荟、麻仁润肠丸等药无效。现症见神疲倦怠,气短乏力,口咽干燥,失眠等,舌淡,苔白,脉细弱。

诊断:便秘。

辨证：脾气虚弱，阴津受损。

治则：健脾益气，养阴生津。

处方：白术通大便方。

方药：生白术 120g　　生地黄 20g　　　升麻 5g　　　　莱菔子 20g

　　　白芍 10g

　　　7 剂，水煎服，每日 1 剂。

二诊：2011 年 3 月 28 日。服药后大便每日 1 解。去莱菔子及白芍，又服 7 剂，至此大便正常。后继续巩固调治 2 周，2 日 1 剂，未再复发。

加味当归补血汤治疗崩漏证

当归补血汤为益气生血之基础方,也是体现李来垣"甘温除热"治法的代表方,临床应用时除肌热、口渴喜热饮、面赤外,以脉大而虚、重按无力为辨证要点。此方源于《内外伤辨感论》(亦有引《兰室秘藏》)。此方是治疗老妇血崩不止的方剂。岳美中老中医进一步完善此方,用来治疗妇女功能失调性子宫出血、崩漏不止常有殊效,同时对大量出血、鼻衄、肺痨咳血亦有良效。笔者在临床上常用此方治疗以上诸证,皆有收获,体会较深。

加味当归补血汤

生黄芪 ₃₀g   当归 ₃₀g   桑叶 ₃₀g   白芍 ₃₀g

三七根粉 ₉g   白术 ₁₂g

功用:补气止血。

主治:气血不足之崩漏证。吐血,鼻衄,肺痨咳血。

方证辨解

崩漏一证,病因较为复杂,概括为虚、热、瘀三个方面,其主要病机是劳伤气血,脏腑损伤,血海蓄溢失常,以致冲任二脉不能制约经血,故经血不时而下。本方证即因脾虚而致,忧思过度或饮食损伤脾气,脾气亏虚,固摄无权,冲任失固,不能制约经血而成崩漏。

组方特点

此方重用生黄芪、当归、白芍、桑叶,均为 30g。在当归补血汤中黄芪五倍于当归而专固肌表,即"有形之血不能复生,无形之气所当急固"之理。第一,有形之血生于无形之气,故用黄芪大补肺脾之气以资化源,使气旺血。第二,配以小量当归养血和营则浮阳秘敛,阳生阴长,气旺血生,而虚自退。然本方把当归增至 30g,说明此方不是用来补气生血,而是用来补气固血,气血双调以补代固。

方中重用白芍 30g,目的是养血敛阴,以补阴血。罗止园在《止园医话》中讲:"方中重药是白芍,其止血之效力乃至神妙而不可思议","放胆用之","率皆一剂即有奇效"。

此方最让人不可理解的是重用桑叶 30g。桑叶本是用来疏散风热的,人多不知此药能凉血止血,血热则行重,此药与黄芪、当归、白芍并用,乃补中有清、补中有止。桑叶少用清热解表,重用才能发挥凉血止血的作用。

此方加入白术 12g,目的有两个,一是健脾生血,二是统血止血。这里一定要用生白术,因为生白术才能健脾生血以资生化之源。方中加入三七根主要用来止血,又能化瘀生新以补阴血。

临床体悟

本方药少力专,重用补脾而统血制血,养血而固血,以补代固,补而不腻,清而不过。

本方黄芪、白芍、白术均用生。气虚难以固摄,血虚则难以润养,故当以益气养血,健脾统血。

临床医案

张某,女,50 岁。主诉:近 2 年来月经周期紊乱,时崩时漏,淋漓不断,1 个月中仅有 3 日干净,神疲乏力,腰酸肢软,服用一些炭性止血中药效果不显。2013 年 5 月来我院就诊,查舌淡少苔,脉沉细少力。诊为崩漏,辨证为气血两虚,脾不统血,选用加味当归补血汤治疗,药用当归 30g,生黄芪 30g,生白芍 30g,生白术 12g,三七 6g,中药配方颗粒剂,7 剂,患者第二次来诊时言经血已止。改用归脾汤以善其后。

笔者应用此方治疗妇女崩漏证数十例,无一不效,但对于妇女子宫内膜异位症用之效果尚不理想。思之须加用一些活血药以扶正祛邪,祛腐生新。

胃炎灵治疗胃病

胃炎灵为张泽生老中医治疗脾胃病的经验方,是以黄芪建中汤为主的一张经验方。笔者在临床上加减运用效果明显,特辨解如下。

胃 炎 灵

党参 10g	炙黄芪 10g	炒白芍 10g	炒白术 10g
桂枝 5g	广木香 5g	生姜 15g	大枣 4个
陈皮 5g	佛手 5g	炙甘草 5g	

功用:温中止痛。

主治:中虚气滞型胃病,如慢性胃炎(浅表性胃炎、萎缩性胃炎)、上消化道溃疡、胃下垂等。证见腹痛绵绵,喜温喜按,嗳气不舒,脘痞纳少,少食则痛减,多食则腹胀,大便溏等,舌淡或胖,舌边多齿痕,苔薄白,脉细弦或细弱。

方证辨解

胃病的病因较为广泛和复杂,主要有外邪犯胃、饮食不节、情志失调、脾胃素虚及药物损害等,本方证由于中气虚寒、胃气郁滞则嗳气不舒;失于和降则脘痞纳少,少食则痛减,多食则腹胀,中气虚夹湿则大便溏等。舌淡或胖,舌边多齿痕,苔薄白,脉细弦或细弱。

组方特点

本方以黄芪建中汤为主,方中用炙黄芪补益中土,滋养脾胃;党参、白术健运中气;桂枝温脾助阳;陈皮、木香、佛手行气止痛;姜枣辛甘助脾,行脾之阴而和营卫,全方通而不伐,补而不滞,适用于中虚气滞型胃病。

临床体悟

本方以黄芪建中汤为主,然本方未见饴糖,其桂枝与白芍用量仍遵循古文药量之比,桂枝与芍药用量为1∶2,所以不失温中补虚和里缓急之意。然本方又含有四君子汤,以加强益气健脾之功。本方又加上陈皮、木香、佛手三味行气止痛药但用量较少,每味用量为6g,以防温燥伤阴,由于白芍用量较大,故全方通而不伐,补而不滞。

临床上应用此方对于胃痛较重、夹瘀者可加香附与延胡索,如夹湿可加法半夏、茯苓,虚寒较甚者可加吴茱萸和附子。

加减全虫方治疗多种皮肤病

全虫方系赵炳南治疗皮肤病的经验方,收录于《赵炳南临床经验集》,是以
大败毒汤(五虎下西行)为借鉴化裁的经验方,以全蝎、皂角刺、皂角为主药。
后世医家以此基础不断加减运用治疗多种皮肤病。

全虫方《赵炳南临床经验集》

全蝎 6g	皂角刺 12g	皂角 6g	刺蒺藜 15-30g
白鲜皮 15g	炒槐花 12~30g	威灵仙 12~30g	苦参 6g
黄柏 15g			

功用:祛风止痒,除湿解毒。

主治:湿疹、神经性皮炎、阴囊湿疹、结节性麻疹、急性或慢性顽固
性皮肤病。

方证辨解

皮肤之疾可分外因、内因两大类,外因包括六淫、疫病,内因包括七情、饮食、
劳逸失调。总之风、湿、燥、热为主要致病因素,从而造成阴阳气血失调而有
虚实之分。临床上可见常见痒和痛,而皮肤可见斑、红疹、水疱、脓疱、风团、
结节、癣屑、糜烂、痂皮、溃疡、脓等。然本方多由风湿毒热引起。风盛则痒,
湿盛则肿,毒盛则溃,热盛则结。

组方特点

本方是以大败毒汤(五虎下西川)为借鉴化裁的经验方,以全蝎、皂角刺、皂角为主药,其中全蝎味辛性平,入肝经,走而不守,能息内外表里之风;皂角刺辛散温通,功能消肿、活血、托毒,且能搜风杀虫;此三者同伍,既能祛风止痒,又能托毒攻伐,对于顽固蕴久深在之湿毒作痒,用之最为相宜。白鲜皮气寒善行,味苦性燥,清热散风、燥湿止痒,协同苦参以助全蝎除表浅外风蕴湿而止痒;刺蒺藜辛苦温,祛风,治"诸风疮疡",有较好的止痒作用。刺蒺藜协同祛风除湿、止痒通络的威灵仙,能够助全蝎祛除深在之风毒蕴湿而治顽固性瘙痒;另外脾胃气滞则蕴湿,湿蕴日久则生毒,顽湿聚毒客于皮肤则瘙痒无度,故方中佐以炒枳壳、黄柏、炒槐花,旨在行气,清胃肠之结热,以期调理胃肠,清除湿热蕴积之根源,标本兼顾。诸药配合,具有息风止痒、除湿解毒之功效。

临床体悟

经过临床实践,笔者认为皂角为皂荚发育不正常的果实,有小毒,"主风痹死肌",因此有去死皮之功;枳壳除行气之外尚有走表行肌肤皮络之气的功能,可协助槐花以使肌肤气血通畅,肌肤之邪得解;威灵仙除能助全蝎祛除风湿毒、止痒外,尚有软化硬皮之功效;大黄一般都被认为其通下太过,殊不知川大黄能活血破瘀,少用则泻下,多用则厚肠胃,与诸药相配合,不但止痒功效增强,而且还可以促进肥厚皮损的消退。

临床医案

临床上,笔者加减应用全虫方辨证治疗多种皮肤病均有良效,现介绍如下。

◇皮肤瘙痒症

皮肤瘙痒症,中医称之为"风瘙痒",临床上有泛发性和局限性两种,其中泛发出现皮肤瘙痒症以中年人居多,大多病程较久,与情绪波动有关。发作时先是皮肤瘙痒剧烈,搔抓后引起抓痕、血痂、皮肤肥厚、苔藓样变等皮损。中医认为大多为血燥风热,风湿内侵,风湿郁于皮肤所致,多以消风散合四物汤或地黄饮子加减治疗。我在临床上应用全虫方加减治疗 10 余例,效果明显,举例如下。

张某,女,62 岁。

主诉及现病史:患者全身皮肤瘙痒 2 年,夜间瘙痒较重,发作时瘙痒难耐,搔抓后皮肤破损流血,发生疼痛时方能住手,由于过度频繁搔抓,血痂随处可见,个别部位成苔藓样变,无液体渗出,舌质红,少苔,脉弦细。

诊断:风疹瘙痒症。

治则:凉血除湿,息风止痒。

处方:全虫方加减。

方药:全蝎 6g　　　蝉蜕 6g　　　白鲜皮 30g　　　皂角刺 12g
　　　　皂角 6g　　　紫草 10g　　　炒槐花 15g　　　刺蒺藜 15g
　　　　苦参 6g　　　荆芥 6g　　　炒枳壳 10g　　　威灵仙 15g

服药 7 剂,皮肤瘙痒明显减轻,效不更方,继服 7 剂,皮肤瘙痒减轻,再进 1 周,全身瘙痒少见,且皮损处逐渐光滑,皮肤润泽渐复。后进四物汤以养血活血,嘱其继服 1 个月,经追访,皮肤瘙痒 2 年之疾已除,未再复发。

诊治思路:本证重在皮肤瘙痒,肝藏血,皮肤营运不行,血虚生风,而作瘙痒,全虫方中全蝎、炒槐花、苦参、刺蒺藜等入肝经,息风止痒,故选本方治疗。本案例在治疗时以全虫方为主,因湿热不重,故去黄柏,加入紫草以清热凉血解毒,补方中血分药之不足,又加荆芥以祛外风,加入枳壳意在行气走表、引药外行。

◇神经性皮炎

神经性皮炎,西医学又名为慢性单纯性苔藓,是一种常见慢性皮肤病,是神经精神障碍性皮肤病。本病以皮肤苔藓样变及剧烈瘙痒为特征,容易反复发作,影响患者的正常生活,最终导致患者失眠、烦躁易怒、焦虑不安等神经衰弱的症状发生,加之反复的刺激而加重病情,形成恶性循环。本病多发生于青年和成年人,老年人较少,儿童罕见。

宋代《圣济总录·诸癣论》有"状似牛皮,于诸癣中最为厚,邪毒之甚者,俗谓之牛皮癣"的记载。神经性皮炎类似于中医的牛皮癣,因其皮损状如牛皮,厚而坚硬,故称牛皮癣。本病可以局限于局部,亦可泛发全身,皮疹对称分布在颈后两侧、双肘伸侧、躯干两侧等厥阴肝经循行部位,病程缠绵,迁延数月,虽经治愈,但易复发。

笔者认为神经性皮炎以内因为主,为内因与外因相结合而发病,终致经络阻隔,气血凝滞,营卫失和,脏腑功能失调。内因是情志不舒,肝郁化火,嗜食茶酒、五辛、肥甘厚味致脾经湿热、肺经风毒客于肌肤腠理之间;外因是风、湿、热邪侵扰肌肤。内、外因客于肌肤腠理而发本病。本病初起多为风、湿、热邪阻滞皮肤;病久蕴热化火,血热生风,风胜则燥;病久亦有因血虚肝热,情志不遂,忧愁烦恼而诱发。久病耗伤阴血,血虚生风生燥,皮肤失养,故皮肤干燥肥厚,有少许鳞屑;湿邪其性黏腻,蕴久可以化热生虫,湿邪凝固聚结于肌肤腠理之间,则皮肤粗糙肥厚,有明显瘙痒感。

本病临床特征为皮肤肥厚,皮沟加深,皮嵴隆起,苔藓样变,皮色呈淡褐色,表面光亮,久之丘疹融合成片,逐渐增大,皮肤增厚干燥呈席纹状,稍有脱屑,阵发性奇痒难忍。临床上以血虚风燥,兼有湿热证多见,治以养血润燥、祛风除湿,多选用消风散治疗。

我在临床上曾使用消风散治疗,因病重药轻,难成疗效,后选用加减全虫方治疗 10 余例,均获满意疗效。笔者曾在泰国治疗患此证的孩童共 6 例,基本痊愈。

某女,3 岁,2000 年 10 月初诊。

主诉及现病史:患儿双肘窝、双腘窝、颈项部对称性局限性皮损,皮肤肥厚角化,边缘不整,皮沟加深,皮嵴隆起,皮色呈淡褐色,有少量渗液,表面有脱屑,瘙痒,皮肤周围散见抓痕血痂。舌质红,苔薄白,脉细数。

诊断:牛皮癣。

辨证:血虚风燥,肌肤失养。

治法:养血疏风,润肤止痒。

处方:全虫方加减。

方药:全蝎 6g　　蝉蜕 6g　　白鲜皮 10g　　皂角刺 6g　　皂角 3g　　生地黄 10g　　刺蒺藜 10g　　甘草 5g　　浮萍 6g

服上药 10 剂,患儿皮肤瘙痒减轻,皮损变化不明显,二诊原方加威灵仙 10g、枳壳 6g,再投 10 剂,嘱其前两煎内服,第三煎外洗。三诊,局部皮损角化变软,继服 20 剂,皮损部已柔软,皮沟皮嵴消失,再进 20 剂以巩固,3 个月后痊愈。为防复发,患儿每月来服药 1 周,至 2009 年未见复发。后其家长又介绍两位神经性皮炎的患儿来诊,依法治疗,均基本痊愈。

诊治思路:神经性皮炎初期多因风湿热引起,继则血虚生燥生风,然孩童血虚者少,风热者多,泰国气候炎热,雨季较长,由于饮食失调而致风燥热结则发此证。选用全虫方初在止痒,继则加枳壳、威灵仙软化皮肤,皂角去除死皮,浮萍祛风清热除湿而奏效。神经性皮炎属顽疾,不可一蹴而就,需长期治疗使皮损渐复,后期巩固以防再发尤为重要。

◇鹅掌风

鹅掌风因手掌开裂如鹅掌而得名,本病以成年人多见,中医认为本病多由外感湿热之毒蕴积皮肤,或有相互接触,毒邪相染而成,病久湿热化燥伤血,气血不能来潮,皮肤失去荣养,以致皮厚燥裂,形如鹅掌,亦可由脚湿气感染而得。

本病皮损为皮下小水疱,散在或簇集,不久疱壁破裂,叠起白皮,中心痊愈,四周续起疱疹,是本病的特点。初期多在指端的腹侧或手掌,多数不断蔓延,指端损害可侵及甲板,形成灰指甲,手掌损害可延及手背和脚腕,呈边界清楚、中心有自愈倾向的圆形或椭圆形斑片,多伴有小片的潮红或脱屑,部分患者并无水疱,亦无糜烂,只有鳞屑和皮肤肥厚粗糙,即使在夏季也发生皲裂、疼痛,冬季则裂口更深,疼痛更甚,容易引起化脓而肿痛。此病易反复发作,如治疗不彻底,会病程延长,经年不愈。本病常自觉瘙痒,冬季、秋季皮肤肥厚干燥,发生皲裂、疼痛,手掌、手指失去弹性,以致屈伸不利,中西医治疗多采用外治法,浸泡熏蒸多有疗效。

对于此病笔者采用内治法,使用加减全虫方治疗轻重不同、病程长短不一的患者 10 余例,予以养血调肤,祛湿消风,均获痊愈或显效。

陈某,男,80 岁,2011 年 6 月初诊。

主诉及现病史:患者双手足、掌皮肤肥厚皲裂,粗糙鳞屑成片,时有脱屑、瘙痒,不能握物,病程 2 年,深感痛苦。舌质红,少苔,脉弦。

诊断:鹅掌风。

辨证:血虚风郁。

治法:养血调肤,消风祛湿。

处方:加减全虫方。

方药:全蝎 10g　　蝉蜕 10g　　白鲜皮 30g　　地骨皮 15g
　　　　皂角 10g　　皂角刺 15g　　冬瓜皮 20g　　威灵仙 20g
　　　　枳壳 10g　　生地黄 15g　　牡丹皮 10g　　炒白术 15g
　　　　白芍 10g

患者服药 7 剂,厚皮渐脱,瘙痒已除;又服药 7 剂,手掌心皮生,疼痛减。

四诊嘱其继服 2 周,配以地骨皮 30g、白矾 15g 水煎外洗,2 周后复诊,原皮基本脱净,手掌如常人,继则以原方治疗手足皲裂。

诊治思路:鹅掌风的主要病机初为湿热,日久血燥生风,而作瘙痒,故选用全虫方祛风止痒,加地骨皮、冬瓜皮、牡丹皮重在清热,皂角、白鲜皮、威灵仙去除死皮,佐以生地黄、白芍、白术健脾养血以营掌肤。对于此证,重在祛瘀生新,病初重在祛湿,病久予以健脾养血生肌,兼以去除死皮。

◇湿疹

湿疹为临床常见的皮肤变态反应性疾病,中医称之为湿疮,以皮肤潮红、丘疹、脱屑、流水为主药表现。本病易反复发作,缠绵难愈,其发生是由于禀赋不耐,风、湿、热阻于皮肤所致,急性者以湿热为主,亚急性者多与脾虚不运、湿邪留恋有关,慢性者因病久伤血,血虚生风生燥,肌肤失去濡养而成。本病在临床上如属湿热证,以清热利湿为主,多选用龙胆泻肝汤治疗;如属血虚风燥证,以养血祛风、清热利湿为主,多选用四物汤合萆薢渗湿汤治之。

笔者在临床上见到患有湿疹的患者较多,除使用一些清热燥湿解毒的药物外,应用全虫方加减治疗颇有疗效,举例如下。

杨某,男,64 岁,2007 年 4 月初诊。

主诉及现病史:患者因皮肤湿疹 8 个月,多方求治无效来诊,周身遍生红色粟米状疱疹,以下肢和腹部为重,渗液较多,伴有脱屑,奇痒难忍,每次发作常以挤出渗液方缓,湿疹周围抓痕累累,血痕瘀斑遍见。舌质红,苔黄,脉左沉弦,右弦而有力。

诊断:湿疹。

辨证:风热湿毒浸淫肌肤。

治法:清热利湿。

处方:全虫方加减。

方药:全蝎 10g　　蝉蜕 10g　　土茯苓 20g　　地肤子 15g
　　　　皂角刺 15g　　苦参 10g　　生地黄 30g　　蛇床子 10g

黄柏 $_{10g}$ 　　　　生甘草 $_{6g}$

二诊: 患者服 6 剂后渗液明显减少,瘙痒略减,以全虫方为主,用自拟皮肤燥湿解毒汤治疗,共计 20 余剂治愈。2010 年杨某带其他患者来北京看病,询问病情,杨某言湿疹未再发作。

诊治思路: 湿疹为临床常见皮肤病,多以下肢为重,但本例湿疹分布广泛,渗液之多、瘙痒之甚、病史之长,实属少见,故治疗上先以龙胆泻肝汤清热燥湿去其湿热,再以加减全虫方息风燥湿去其痒。本病重在风、湿、热邪为患,其基本病机为湿热内蕴,风邪郁阻肌肤。《医宗必读》云"治风先治血,血行风自灭",故本方重用生地黄以凉血,以全蝎、蝉蜕息风止痒,佐以土茯苓、地肤子、蛇床子、苦参、黄柏祛湿清热。诸药配伍,风邪去,湿热除,血脉和,瘙痒止。

◇荨麻疹

荨麻疹是一种常见的过敏性皮肤病,相当于中医的瘾疹,临床表现为大小不等的局限性风疹块病损,骤然发生,迅速消退,瘙痒剧烈,愈后不留瘢痕,根据病程的长短,可分为急性和慢性两种,急性者 1 周左右可自愈,慢性者可反复发作数月或数年。

本病病因总以禀赋不耐,人体对某些物质敏感所致,可因食物、药物、生物制品、病灶感染、肠道寄生虫而发病,以可因精神因素、外界寒冷刺激而发病,中医认为其病机为肠道湿热,或平时体虚感受风寒、风热之邪郁于皮肤腠理之间而发病,中医治疗多以清热利湿、解表祛邪为主。

我在临床上治疗各类荨麻疹患者甚多,其中治疗顽固性荨麻疹患者,也选用加减全虫方进行治疗,举例如下。

商某,男,28 岁,2011 年 7 月初诊。

主诉及现病史: 患者在新西兰学习,数日前来京休假,一熟人陪其来诊,患者周身皮肤潮红,遍布不规则团型或不规则风团,大者如掌,小者如分币,奇痒难忍,抓痕累累,局部结血痂,彻夜难眠,反复发作已近半年。经询问患者因首次到海边,感受腥风而痒作,日渐加重,久治难愈。舌红,苔薄黄,脉滑数。

辨证:肠胃积湿,风热束表不散,湿热之邪郁积皮肤而生风团。

治法:清热凉血,息风止痒。

处方:加减全虫方。

方药:全蝎 6g　蝉蜕 10g　白鲜皮 20g　地肤子 12g
皂角刺 10g　紫草 10g　炒槐花 5g　生地黄 20g
赤芍 10g　枳壳 10g

服药 7 剂,周身风团基本消退,瘙痒明显减轻,二诊再进 7 剂而痊愈。为防止复发,再服原方加健脾利湿之药以巩固疗效。

诊治思路:治疗荨麻疹多以清热利湿、解表祛邪为主,然顽固性荨麻疹患者往往瘙痒为甚,使用消风祛风之药略显病重药轻,选用全虫方重在使用全蝎加以息风效果更显,但对于有异性蛋白过敏患者应慎用。

◇银屑病

银屑病是一种慢性顽固性皮肤病,容易复发,特征性损害是红色浸润性丘疹或斑块,上覆有银白色鳞屑。本病相当于中医"牛皮癣""干癣""松皮癣"等,男女老幼都可患病,但以青壮年为多,男性略多于女性,具有一定的遗传倾向。本病发病有明显的季节性,夏季自行痊愈或减轻,部分患者可相反,数年之后则季节性不明显。

中医认为本病为营血亏虚,生风生燥,肌肤失养所致。初期多有风寒风热之邪侵袭皮肤,或兼有湿热蕴积,以致营卫失和,气血不畅,阻于肌表而生,病久风热湿热之邪已化,而气血耗伤,血亏风燥,肌肤之邪更为显露,或因营血不足,气血循行受阻,以致郁阻肌表而成,或因肝肾不足,冲任失调致使营血亏损。

中医治宜清热凉血,调肤消斑,多选用犀角地黄汤或消风散加减治之。笔者治疗此病数例,采用加减全虫方治疗,均获良效,特别是慢性寻常型效果明显,举例如下。

韩某,女,65 岁,退休职工,2010 年 10 月初诊。

主诉及现病史:患者全身起大小不一的红色丘疹,表面有银白鳞屑,伴有瘙痒,反复发作数年,秋冬季节明显。现症见全身呈现红色丘疹,大者如玉米粒,小者如绿豆,夜晚奇痒难忍,有银白色鳞屑脱落,晨起床上可见较多鳞屑。

诊断:银屑病。

辨证:血燥风湿热,营卫失调,肌肤失养。

处方:加减全虫方。

方药:全蝎 10g　　蝉蜕 10g　　蛇蜕 6g　　生地黄 30g
　　　　紫草 10g　　白鲜皮 30g　　皂角 6g　　炒槐花 15g
　　　　枳壳 10g　　威灵仙 15g　　蒺藜 15g　　土茯苓 15g

二诊:服药 1 周,瘙痒明显减轻,鳞屑略减。原方加牡丹皮 10g、赤芍 10g,继服 14 剂,皮损鳞屑明显减少,局部皮肤渐调,嘱其再服 2 周,皮损已不明显。患者要求继服 10 剂以求巩固。随访 1 年未复发。

诊治思路:银屑病的特点以色红、脱屑、瘙痒为主,全虫方止痒、去死皮作用明显,再予凉血药达到清热解毒功效。然银屑病以燥为主,故祛湿药不多。

全虫方虽然不是经方,但是是一种治疗多种皮肤病的经验基础方,本方组方严谨,用药准确,药少力专。本方针对皮肤病致病的主要表现即皮损脱屑、瘙痒、渗液等外在准确,以全虫方为基础,加减治疗多种皮肤病均会获效。

百方
辨解

第五部分
传承十方

笔者从医 50 余年,在大量临床实践中不断探索和研究形成了自身的独创方剂;还有一部分方是先父遗留下来的有效方剂,并列于此,以传承为念。

丹参生脉饮治疗心血管病

生脉散又称生脉饮,出自于《内外伤辨惑论》,是治气阴两伤的常用方。笔者在临床中治疗心病,加入丹参而成为丹参生脉饮。

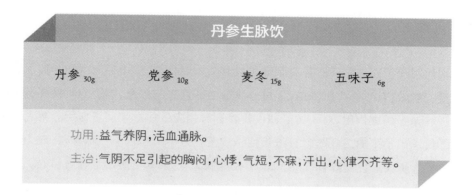

丹参生脉饮

丹参 30g   党参 10g   麦冬 15g   五味子 6g

功用:益气养阴,活血通脉。

主治:气阴不足引起的胸闷,心悸,气短,不寐,汗出,心律不齐等。

方证辨解

生脉饮本方所治为温热、暑热之邪,耗气伤阴或久咳伤肺,气阴两虚之证。临床上用治体倦、气短、咽干、舌红脉虚为辨证要点。本方未涉及心血问题,而心主血脉,方中只有补气和养阴之品,故加入丹参,一味丹参胜四物,用于心气心阴不足而致血脉运行受阻所致心脏病和肺气不足之证。中医认为气非血不和,血非气不运,两者相辅相成,本方补气养心,活血养血以促阴血运行。

组方特点

生脉饮原方以人参为君补气生津,麦冬甘寒养阴生津,清热除烦为臣,五味子酸收敛肺,止汗为佐使。如果用此方治疗心病,缺少血分药,故选用丹参与人参共为君药。丹参具有活血调经、祛瘀止痛、凉血止痛、除烦安神的功效。中医认为气为血之帅，血为气之母，气行则血行，气滞则血凝。两药合用，调和气血，克静以促动，消除瘀血，通畅心脉，相得益彰。四药合用，气血双补，气阴双调，气血顺畅，诸症可愈。

临床体悟

现代用丹参为主制成的各类制剂都具有扩张冠状动脉、增加冠状动脉血流量的功效，有改善心肌缺血，促进心肌缺血或损失的恢复、缩小心肌梗死范围等诸多药理作用，对人体心、肝、肾等都有相应的保护和促进作用。笔者的传承弟子张勇主任医师在丹参生脉饮基础方中又加入了一味甘松，成为丹松生脉饮。甘松具有行气止痛、开郁醒脾之功效，对心脏病症皆有良效。

在临床上应用此方与丹参饮和小陷胸汤、瓜蒌薤白散合方进行加减治疗胸痹诸症，临床效果明显。

临床医案

李某，女，46岁，2011年10月20日来诊，自诉阵发性心悸1年余，时感神疲乏力，偶有胸闷，口干不欲饮，下肢时感酸软无力，月经量少色红，舌红少苔，脉细略数。诊为心肾气阴两虚证，予以益气养阴，培补心肾，药用丹参30g、生晒参10g、五味子6g、麦冬15g、熟地黄24g、山药12g、山茱萸12g、枸杞子12g、菟丝子12g、杜仲10g、怀牛膝10g、当归10g，服7剂后自觉心悸明显好转，神疲乏力减轻，再嘱其继服7剂后心悸未作，已如常人。

玉桂汤治疗过敏性鼻炎

过敏性鼻炎是临床上较常见和多发的疾病,可常年发作,也可季节性发作,中医称之为鼻鼽。

中医治疗此证方法很多,可内治也可外治,对于此证笔者常用玉桂汤治疗,疗效较好。

玉 桂 汤			
炙黄芪 30g	炒白术 20g	防风 6g	黄精 30g
淫羊藿 12g	五味子 6g	桂枝 10g	白芍 10g
炙甘草 6g	苍耳子 10g	辛夷 10g	生姜 6g
大枣 10g			

功用:益气固卫,辛温通窍。

主治:鼻痒喷嚏,鼻塞流涕,畏风憎寒,自汗气短。

方证辨解

此方是由三个方组合而成,即玉屏风散、桂枝汤和苍耳子散。本证患者大多病程较长,日久不愈。中医认为阳气虚寒,卫表不固为本,风寒乘虚而入为标,邪正相争,争而不胜则症出。所以本证使用玉屏风散益气固表。本方为什么要加淫羊藿和五味子？淫羊藿虽为补阳之品，但有祛风除痰之功，从而助玉屏风散达到扶正祛邪之目的，肾为先天之本，用以补肾治本为要。五味子为敛肺之品，借其入肺之能，予以收敛肺气，而同时发挥其防散太过之弊。黄精养阴纳肺，一则清热，二则助黄芪白术以补气。

方中选用桂枝汤主要借其辛散之能，祛除外感风寒之邪以宣通肺窍。

苍耳子散载于《济生方》，由辛夷五钱、苍耳子二钱半、白芷一两、薄荷五分组成，是治疗鼻渊的一张方子。本方只选用辛夷和苍耳子两味药，取其发散风温宣通鼻窍之功与桂枝汤配伍以加强散风祛寒、辛散通窍之功。

此方组合本着扶正祛邪，标本同治，补虚而不滞、祛邪不伤正（即补后天又补先天）三原则，故治疗有效。

对于鼻鼽如果出现鼻渊之症头痛可酌加白芷和薄荷，亦可加入夏枯草和石决明。鼻渊之证大多与额窦、蝶窦有关，此处正是肝脉所过。而《本草纲目》记载"夏枯草禀纯阳之气，补厥阴血脉，故治此如神，以阳治阴也。"石决明虽为治肝之品，以治头晕目眩，与夏枯草相合，共成清肝除热之效。

神气汤治疗慢性疲劳综合征

神气汤是笔者在临床实践中为治疗疲劳综合征而总结出的一张经验方。经临床运用对于部分各项检查一切正常但自觉神疲乏力者收到良好的效果，现介绍如下。

神 气 汤

党参 10g	丹参 10g	五味子 6g	麦门冬 15g
熟地黄 24g	山茱萸 12g	炒山药 12g	枸杞子 12g
菟丝子 12g	怀牛膝 12g	炒杜仲 12g	广砂仁 5g

功用：益气养心，补益肾精。

主治：心肾两虚引起的神疲乏力，腰膝无力，心慌气短，精神低沉。

方证辨解

虚劳涉及的内容很广，凡禀赋不足、后天失养、病久体虚、积劳内伤、久虚不复等所致的多种以脏腑气血阴阳亏损为主要表现的病证均在此列。而我们在临床上所见的疲劳综合征只是一些轻证，在辨治上也要因人而异。《景岳全书》言："不知自量而务从勉强，则一应妄作妄为，皆能致损"，《素问·宣明五气》指出："久视伤血，久卧伤气，久坐伤肉，久立伤骨，久行伤筋，是谓五劳所伤"，《医家四要·病机约论》指出："曲运神机则劳心，尽心谋虑则劳肝，意外过思则劳脾，遇事而忧则劳肺，色欲过度则劳肾"。在各种损伤之中，尤以忧郁思虑损伤心脾、虚劳伤肾较为多见。

笔者在临床上本着《理虚元鉴·治虚有三本》中"治虚有三本,肺、脾、肾是也。肺为五脏之天,脾为百骸之母,肾为性命之根,治肺、治脾、治肾,治虚之道毕矣"这个原则,创研了"神气汤",即提高精、气、神以治虚也。

组方特点

本方以生脉饮与左归丸合方加减而成。治疗因气阴两虚、真阴不足而引起的疲劳证。方中用生脉饮,以人参甘平补肺、补脾、补心、补肾四气,大补元气为君;以麦冬甘寒补养心肺,养阴生津,清虚热为臣;五味子酸收敛肺为佐使,而达到一补、一清、一敛养气之道。方中所以加用丹参,目的是养血活血以通脉,助人参补心血,心血充则心脉盛,心阳则振。

方中使用左归丸是因此类患者大都头目眩晕,腰酸腿软,所以要滋阴补肾,肾主骨生髓通于脑,脑为元神之首,脑充则精气旺,故方中用六味地黄丸中的三补,即熟地黄、炒山药、山茱萸,去三泻,以填先天肾之真阴。这里原方用的是炒山药,与人参共补脾,以补后天之母。枸杞子补益肝肾,益精明目,菟丝子配杜仲、怀牛膝强腰膝、健筋骨,诸药合收滋益脾肾、育阴潜阳之效。

临床医案

刘某,男,42岁,2014年8月来诊,诉神疲无力,头晕目疲,下肢酸沉,不欲劳作,纳食不香。经各项化验检查,均未见异常,诊见两目少神,神气疲惫,时有心烦汗出,舌质淡红,少苔,脉沉细无力,诊为虚劳证,辨证为心肾两虚,气阴不足。选用神气汤加砂仁5g,予中药配方颗粒7剂。二诊:自诉神气大增,以晨起较佳,工作兴趣渐入佳境。继以原方7剂巩固治疗。后随访,疲劳已除。

五子参药汤治疗肺气肿

慢性阻塞性肺疾病是呼吸科常见的一种多发病,是一种具有气道阻塞特征
的慢性支气管炎或肺气肿,中医称之为肺胀。对于此类病证笔者经常使用
自拟的"五子参药汤"治疗,具有相当疗效。

五子参药汤

生山药 30~60g	玄参 20~30g	五味子 6g	大枣 10g
白芥子 6g	苏子 10g	莱菔子 10g	葶苈子 6g

功用:扶正祛邪,标本兼顾。
主治:痰涎盛所致的胸部膨满,憋闷如塞,喘憋上气,咳嗽痰多,烦
躁心悸,面色晦暗等。

方证辨解

从以上主治诸症来看,肺胀基本病机属于本虚标实,肺、肾、心、脾气亏虚为
本,痰浊、水饮互结为标,两者彼此影响,互为因果,常为外邪所诱发,而致气
道壅塞,肺气胀满不能敛降所致。

组方特点

针对以上病因病机,方中以生山药、玄参补益肺、脾、肾气为主以治本,山药
色白入肺、味甘归脾、液浓入肾,故而能补肺补肾兼能补脾胃,其性能滋阴又

能利湿,能滑润又能收敛,最善宁嗽定喘,且其性甚平和,故重用之。玄参色黑味甘微苦,性凉多液,气薄味厚善滋阴液而能降,其中心空而色白,能入肺以清肺之燥热,疗肺热咳喘最宜。故用此二药治本虚而兼清虚火,且山药、玄参并用能止咳定喘。大枣补益肺气。

三子养亲汤善治老年人咳喘气逆,痰多胸痞,痰多则气滞,气郁则生火所以用莱菔子降气行痰、白芥子畅膈除痰,葶苈子亦可化痰使气顺痰消,咳逆自平,故用此方以治标实。

临床体悟

在此方中加入葶苈子,目的是泻肺平喘、利水消肿,以治胸中痰饮、积气,泄肺气之壅闭而通调水道。五味子微甘温,收敛固涩,益气生津,补肾宁心。五味子味酸收敛,甘温而润能收敛肺气,下滋肾阴为治疗久咳虚喘之要药。甘以益气,酸能生津具有益气生津止渴之功。此二味药合三子养亲汤,有升有降,有行有涩,有消有利。再加山药、玄参,可谓标本兼治,补虚泻实,行气畅膈,化痰宽胸则肺气平,脾气健,肾气充,则诸症皆可除。

本方不单有治疗作用亦可通过辨证加减具有康复作用。尤其山药与玄参不可小视其康复之功,治疗应用时可适当加入西洋参补气养阴,清热生津。

芎桂逍遥散治疗妇女月经后期

月经后期是成年妇女常见病、多发病。本病特点是月经周期在 35 日以上，6
个月以内。治疗本病大多从肾虚、血虚、血寒、气滞、痰湿五个方面进行治疗，
笔者在临床上选用了逍遥散加味治疗此证很有疗效。

芎桂逍遥散

柴胡 9g	当归 9g	白芍 9g	白术 9g
川芎 6g	桂枝 6g	香附 10g	茯苓 9g
炙甘草 9g	煨姜 6g	薄荷 1~2g	

功用：疏肝解郁，健脾和营。

主治：肝郁血虚而致两胁胀痛、寒热往来、头痛目眩、口燥咽干、神
疲食少、月经不调、乳房胀痛、脐腹胀、脉弦而虚者。

组方特点

逍遥散是中医常用的一个方子，但对于其理解有所不同。首先我们必须认
识到，逍遥散具有从三个环节调整脏腑功能的特点，病机既有肝郁，又有血
虚，还有脾弱，所治是由于相互之间的关系失调所产生的病证。此证是肝郁、
血虚还是脾弱，是先血虚还是先肝郁，是由血虚导致肝郁还是由肝郁导致血
虚都有可能，这就要看证候的表现而定。

我们要对方药的组成有一个正确的认识，此方由八味药组成，主方只有六

味,有两味在煎服法中出现,言烧生姜一块,薄荷少许。

关于此方中谁是主药,方剂学中认为是柴胡,认为柴胡疏肝解郁,使肝气得以条达,为君药。这是针对肝郁血虚脾虚而言。如果是因为血虚造成月经后期则当归为君药,因为当归苦辛甘温,是补血而活血的药,最适宜血虚而滞的证治,其性味决定了本药针对四个环节,对肝郁可以疏,对肝血可以补,对肝热可以散,对脾虚可以补,对所有的环节都合适,即"主病之谓君",所以应为方中的君药。

由于当归的温性不能与证完全相合,所以用性酸苦微寒的白芍,寒温相配就能够调平,一散一收又能调理肝气;同时,芍药本身可以养血滋阴,在肝血虚燥时可以柔肝止痛。芍药不但可以柔肝,滋阴养血,还可以滋脾阴,故为第二君药。

方中的白术和茯苓是臣药。茯苓不但利湿,还能够补益心脾之气,虽然是淡渗之品,但先升而后降,所以在两者用量相平时,侧重的是健脾气、助运化,如果茯苓大于白术,就侧重于利水健脾。

方中的柴胡有人认为是君药,也有人认为是佐药。如果用于疏肝解郁就用醋柴胡,如果针对肝郁化热,出现虚热之症就要使用生柴胡。甘草健脾益气,既能实土以御木侮,且使营血生化有源。

方中用少量薄荷,这与药的变迁有关,用小量薄荷代替柴胡之散可以传散肝热,炒柴胡可以去血中之热,没有伤阴之弊。薄荷不能多用,用1~2g 就可以了。

笔者在临床上用逍遥散治疗月经后期往往加上川芎、桂枝和香附。川芎味辛性温,辛温走窜,为血中气药,上行巅顶,下调经水,中开郁结,外彻皮毛,旁通四肢,走而不守,具有开郁调肝之功,对月经失调具有鲜明的作用。

香附味辛,微苦,性平,是最常用的理气开郁药,具有宣畅能通十二经、八脉的气分,前人称其"主一切气",能开郁,调月经。香附本为行气药,但又能入血分,所以前人称它为"血分气药",能理气调经。本品还能引补血药至气分以生血,无论胎前产后各证皆可结合使用,所以称香附为"妇科要药"。

桂枝味辛温,具有温经之功,在此方佐一点桂枝助当归、白芍、川芎、香附养血活血通经。

抚育汤对妇女孕前的调理

抚育汤是笔者在临床上针对妇女孕前调理创制的一张方剂,是根据《医学衷中参西录》寿胎丸加减而成,目前经过临床运用,显示对于备孕很有好处。

抚 育 汤

菟丝子 12g	枸杞子 12g	覆盆子 12g	女贞子 12g
熟地黄 10g	当归 10g	白芍 10g	炒杜仲 12g
续断 12g	桑寄生 10g	香附 10g	柴胡 6g
砂仁 5g			

功用:调补肝肾,平调冲任。

主治:孕前调理,适用于肝郁、肝肾不足之妇女。

方证辨解

目前认为阻碍受孕的因素包括男女双方。对于妇女来说,除外生殖器官发育异常外,排卵功能障碍、生殖器官炎症、子宫内膜异位症、免疫因素及部分良性肿瘤等均能引起妇女不孕。

《傅青主女科》指出,身瘦属于气虚者,肥胖属于湿盛者,胸满不见孕属于肾气不足者,下部寒冷属于胞寒者,少腹急通属于带脉拘急者,嫉妒属于肝气郁结者,骨蒸夜热属于肾热者,腰酸腹胀属于任督之困者等均能导致妇女不孕。

组方特点

方中重用菟丝子补益肝肾以定胎为君,续断、炒杜仲、桑寄生助菟丝子补肝安胎,枸杞子滋补肝肾以"强盛阴道",覆盆子补肝肾以促孕,女贞子益肝肾以强阴而使冲脉调和,当归、白芍养血调经以养肝肾之血。佐以醋柴胡、香附共同疏肝理气解郁,助当归、白芍养血调经,使以少量砂仁,以防补药滋腻太过,且有行气安胎之功。此方重肝肾之气血之源,以强胞宫,此方补而不滞,阴阳并调,兼以行气疏肝,使冲脉调和,故易受孕。

临床医案

李某,女,25岁,婚后2年一直避孕,现来诊,做孕前调理。患者月经先期1~3天,经色正常,少量带下,饮食二便尚调,舌质少苔,脉沉细滑,中医诊为肝肾不足。予"抚育方"治之,1个月后受孕,喜得健康一女孩。

诊治思路: 由于人们生活水平提高,独生子女较多,故多有寻求中医做孕前调理,要重肝肾,平冲任,调气血,疏肝脾。这种情况用药不宜太多,药量不宜太大,服药不宜太久,点到即止,如有他症不育需另行调理。

种子丹治疗妇女不孕症

种子丹为先父高凤棲治疗妇女不孕证的经验方,所留遗稿,总结如下。

种 子 丹

当归 9g	香附 9g	延胡索 4.5g	益母草 2g
艾叶 2g	阿胶 1.5g	麦冬 2g	石斛 2g
陈皮 2g	丹皮 2g	茯苓 2g	山药 2g
续断 2g	黄芩 2g	小茴香 2g	没药 2g
吴茱萸 2g	白术 1g	白芍 1g	甘草 1g
法半夏 1g			

虚证加人参 2g　实证加沉香 1g

功用:养血行血,疏肝理气,调理冲任。

主治:久婚不孕,子宫发育不良不孕,不排卵不孕。

方证辨解

中医认为肾主生殖,不孕与肾关系密切,并与天癸、冲任、子宫的功能失调或脏腑气血不和,影响胞胎胞络功能有关。临床上,多辨为肾虚、肝郁、痰湿、血瘀等。

《医宗金鉴·妇科心法要诀》早有明确分析:"女子不孕之故,由伤其任、冲也"。《素问·上古天真论》曰:"女子……二七而天癸至,任脉通,太冲脉盛,月事以时下,故有子"。若为三因之邪伤其冲之脉,则有月经不调、赤白带下、经漏、崩漏等病生焉;或因宿血积于胞中,新血不能成孕;或因胞寒胞热,不能摄精成孕;或因体盛痰多,脂膜壅塞胞中而不孕,皆当细审其因,按证调治,自能有子也。

中医认为久婚不孕多与肝郁有关,情志不畅,肝气郁结,疏泄失常,气血失和,冲任不能相资,故多年不孕,此类患者肝郁气滞,血行不畅故经前出现乳房胀痛,经行量少,色暗有块,肝郁则情志抑郁,郁而化火,则烦躁易怒,疏泄失常则经行先后不定期。

目前有一些妇女婚后不孕,多方求治仍不孕,中医认为多与肾阳虚有关,此类患者因肾虚、冲任失养,血海不充,月经后期,量少色淡,或闭经。肾阳不足,命门火衰上不能温养脾阳,下不能温化膀胱,故而面色晦暗,腰酸腿软,大便稀溏或小便清长。

组方特点

经考本方源于《金匮要略》之"温经汤"融入《傅青主女科》之"开郁种玉汤"和《仁斋直指方论》之"艾附暖宫丸"加减化裁而成。温经汤有温经散寒、祛瘀养血之功,主治冲任虚寒,瘀血阻滞,后人多用此方治疗女人胞宫发育不全之不孕症;艾附暖宫丸亦有暖宫温经、养血活血之功,亦可治疗久无子息;而开郁种玉汤有疏肝解郁、养血理脾之效,主治多年不孕。

第一,本方重用当归、香附和延胡索意在加大养血活血之力,以养胞宫,疏肝理气以行经血,其促胞宫精血充盈,冲任相资,肝气条达,胞孕易生。第二,本方以养血为本,虚证加人参以促血运,气行则血行;实证用沉香以温纳肾气助香附行气,以使气顺孕成。第三,本方中温药轻,补药少,血药厚,气药薄,温而不燥,补而不腻,养血而不偏,行气而不过,故而易使孕成。

临床运用

本方是先父高凤棱积数十年治疗妇科临床经验,自拟种子丹,先在家族中试用,效验后在临床中应用。根据其 1964—1965 年两年的原始回访信件,服用此方有 20 多位妇女受孕生育子女。本方药性平和,不温不燥,尚无不良反应,体现药少力专,药轻力强的实际效果。

临床医案

肖氏,女,36 岁,婚后近 10 年不孕。由于有近亲之缘,吾父闻之,约其前来就诊。患者婚后近 10 年,月经尚调,偶有量少,经色正常,带下不多,因无子所迫,心情郁闷不舒,吾父即按前方配蜜丸一料,服后 2 个月余即受孕,喜得贵子。其后 3 年未再孕,因欲再孕,又寻前方配制一剂,服后又得一女。全村人得知后纷纷介绍来诊,受孕得子者十之六七。

1976 年 10 月笔者在门诊接诊一位后沙峪的患者,周某,女,27 岁,婚后 5 年不孕,到处求医未果。因听本村老人说高凤棱老中医能治妇女不孕症,故前来询问求诊。患者婚后 5 年不孕,男方检查精液正常。月经适中偶有后期而至,少量白带,医院检查排卵不正常,舌红苔薄白,脉沉细滑。诊为不孕症,**辨证**为胞宫虚寒,肾精不足。虽综前方开具一剂,嘱其到北京同仁堂配制。**配**好后我嘱其每日 2 次,每次 1 丸,无特殊病症不得停药。药未用完,即已受孕,喜得贵子,家中甚喜。

瘾疹汤治疗荨麻疹

瘾疹汤即先父高凤梭遗的一个经验方,临床上笔者应用此方治疗瘾疹(荨麻疹)多有疗效,现整理辨解如下。

瘾 疹 汤

金银花 18g   桂枝 12g   薏苡仁 6g   地肤子 9g

浮萍 9g   茵陈 9g   防风 9g   苍术 9g

猪苓 12g   皂角刺 6g   紫花地丁 9g

功用:清热解表,消风祛湿。
主治:风湿性瘾疹(荨麻疹)、过敏性湿疹、皮肤瘙痒伴生风团。

方证辨解

荨麻疹是一种常见的过敏性皮肤病,相当于中医的瘾疹,其病因可因食物、药物、生物制品、病灶感染、肠道寄生虫而发病,亦可因精神因素、外界寒冷刺激而发病。中医认为其病机为肠道湿热,风热之邪郁于皮肤腠理而发病,而身痒,湿邪郁于皮肤不化而见风团,故治以清热解表,散风祛湿。

组方特点

本方以金银花为君,清热解表,紫花地丁助金银花解毒,桂枝、皂角刺助金银花解表,活血以通络;方中以大量祛湿之品,茵陈、薏苡仁、猪苓、地肤子、浮萍去表湿和内湿,湿去风团除;加以防风而祛风。

临床体悟

治风先活血,血行风自灭。本方用桂枝、皂角刺辛温解表之品,这是因为湿为阴邪,非温不化。用祛湿之薏苡仁,利湿之猪苓、茵陈,燥湿之苍术共除内外之湿。方中又使用浮萍辛凉解表以桂枝辛温太过,而且取其辛散之功。金银花一为清热解毒,二为清散风热。综观本方清散而不过,祛湿而不偏。

临床医案

我在应用本方时,如遇顽固性荨麻疹久治不愈者,可加玉屏风散扶正祛邪;如遇瘙痒过甚者,可加蝉蜕或少量全蝎。

张某,女性,36 岁。患荨麻疹 3 年,反复发作,发作时瘙痒难忍。服激素类西药虽得一时缓解,但顽疾难消,故来中医就诊。皮肤瘙痒时生风块块(风团)红白相间。舌质红,苔薄白,脉细弱。诊为卫气不固,风寒犯肤,湿邪不化。遂投风疹汤合玉屏风散治疗 1 个月,痊愈未复。

瓜络下乳饮治疗少乳证

瓜络下乳饮是先父在世时治疗产后乳汁不足常用的一张经验方。笔者在临床上也常用此方治疗产后乳汁不行或少乳，皆有良效。

瓜络下乳饮

当归尾 12g	王不留行 15g	山甲珠 6g	红花 6g
炮姜 6g	川芎 12g	石钟乳 6g	丝瓜络 9g
鳖甲 9g	黄酒适量		

功用：活血通乳。

主治：产后气血虚弱之乳汁不行。

方证辨解

缺乳一证，大多由于气血虚弱，肝郁气滞，痰浊阻滞而致。《妇人大全良方》云："妇人乳汁乃气血所化，其或不行者，皆由气血虚弱，经络不调所致。"乳汁为血生化，血虚则乳源不充，乳汁不多，此为一定之理。此时若用行乳药疏通无济于事，必在调养气血当中稍佐一二味行血通乳而效。

本方证主要是由于产后血虚瘀滞不通阻滞乳络，故以活血化瘀通乳治疗。

组方特点

本方证源于生化汤,生化汤重在活血化瘀,而本方去掉桃仁,加红花,将当归改为当归尾目的在于活血行气通络以下乳。王不留行与山甲珠都是通乳之要药,善于走窜,通络下乳之力强。石钟乳下乳,具有壮元气作用。

临床体悟

本方使用活血通乳法治疗缺乳,以活代补,重点在于解决乳房周围血液运行,以促使乳管的通畅而乳下。

本方另一个特点是使用金丝瓜络研末加用黄酒,本法医者少用,而本方根据《本草纲目》所载,与其他下乳药同用从而加快乳汁下行。

回乳方的临床运用

回乳方与瓜蒌下乳饮是先父高凤棱同期创制的两个方子。临床上笔者亦应用回乳皆有良效。

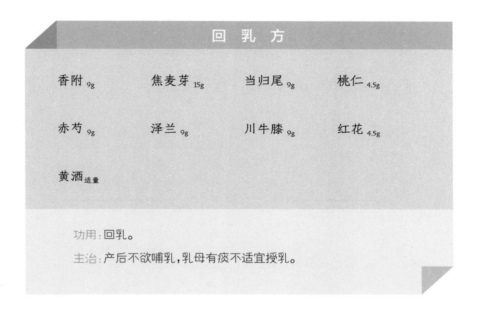

回 乳 方			
香附 9g	焦麦芽 15g	当归尾 9g	桃仁 4.5g
赤芍 9g	泽兰 9g	川牛膝 9g	红花 4.5g
黄酒 适量			

功用：回乳。

主治：产后不欲哺乳，乳母有痰不适宜授乳。

组方特点

本方源于《济阴纲目》免怀散，由红花、赤芍、当归尾、川牛膝组成，通过活血引血下行而回乳。先父在此方基础上加入行血的泽兰和散瘀的桃仁而加强活血行血作用；香附为理气升郁药为气分血分药，以此引气下行而停乳；焦麦芽回乳。诸药合用，活血而不破血，行气而不耗气，回乳而不伤正。

临床体悟

关于麦芽问题,据相关资料记载,重用生麦芽和炒麦芽都能回乳,而炒麦芽回乳好,生麦芽有鼓舞胃气,助消化及和胃的作用。